骨科疾病诊疗新措施

主编　吕东维　等

吉林科学技术出版社

图书在版编目（CIP）数据

骨科疾病诊疗新措施 / 吕东维等主编. -- 长春 : 吉林科学技术出版社, 2021.8
ISBN 978-7-5578-8223-5

Ⅰ. ①骨… Ⅱ. ①吕… Ⅲ. ①骨疾病－诊疗 Ⅳ. ①R68

中国版本图书馆CIP数据核字(2021)第116857号

骨科疾病诊疗新措施

主　　编　吕东维　等
出 版 人　宛　霞
责任编辑　许晶刚
助理编辑　陈绘新
封面设计　德扬图书
制　　版　济南新广达图文快印有限公司
幅面尺寸　185mm×260mm
开　　本　16
字　　数　148 千字
印　　张　6.125
印　　数　1-1500 册
版　　次　2021年8月第1版
印　　次　2022年5月第2次印刷

出　　版　吉林科学技术出版社
发　　行　吉林科学技术出版社
地　　址　长春市福祉大路5788号
邮　　编　130118
发行部电话/传真　0431-81629529 81629530 81629531
81629532 81629533 81629534
储运部电话　0431-86059116
编辑部电话　0431-81629518
印　　刷　保定市铭泰达印刷有限公司

书　　号　ISBN 978-7-5578-8223-5
定　　价　50.00元

编委会

主　编:吕东维　蒋　政　岳长峰　王正光

潘东晟　洪庆南　赵晓峰　鹿松波

副主编:梁卓文　曲新军　任云峰　韩　晶　于学军

刘海龙　温生文　宋李华　臧红蕾　李丹丹

编　委:(按照姓氏笔画)

于学军　兵器工业五二一医院

马晓莉　中国人民解放军联勤保障部队大连康复疗养中心

王正光　中南大学湘雅三医院

曲新军　海军青岛特勤疗养中心

吕东维　东营市人民医院

任云峰　昆明医科大学附属延安医院

刘海龙　中国人民解放军联勤保障部队第九四二医院

李丹丹　新疆医科大学附属中医医院

吴　健　西南医科大学附属中医医院

宋李华　新疆医科大学附属中医医院

岳长峰　东营区人民医院

房功喜　黑龙江中医药大学附属第一医院

赵国栋　吉林省吉林中西医结合医院

赵晓峰　肥城市中医医院

洪庆南　中国人民解放军联勤保障部队第九一〇医院

郭晓光　西南医科大学附属中医医院

鹿松波　中国人民解放军陆军第八十集团军医院

梁卓文　中国人民解放军空军军医大学第一附属医院

蒋　政　辽宁省锦州市第二医院

韩　晶　中国人民解放军中部战区总医院

温生文　中国人民解放军联勤保障部队第九六七医院

臧红蕾　海军青岛特勤疗养中心

潘东晟　中国人民解放军空军军医大学第一附属医院

前　　言

随着交通工具的逐渐发展，工业化程度的日益提高以及人们生活节奏的不断加快，创伤患者大量增加，使创伤骨科的学科地位逐渐上升。骨科，尤其创伤骨科成为近几年来发展迅速的医学学科，新理论、新技术和新方法不断涌现。骨科临床医务人员必须与时俱进，不断充实自己，运用更多更新的医学诊断、治疗手段和方法，更好地帮助患者摆脱骨伤病的困扰。为了紧跟骨科发展的步伐，方便骨科相关工作者的应用，我们吸纳了目前国内外骨科的新理论、新技术和新方法，结合本编委会作者多年临床工作经验，组织编写了本书。

本书共分为三章，内容涉及骨科常见疾病的诊治及康复，包括骨与关节基本的 X 射线表现、上肢损伤、骨盆骨折。

本书把重点放在骨创伤、关节损伤等诊疗方面，从疾病的相关解剖、分类分型、病因病理、流行病学，到疾病的临床表现、诊断与鉴别诊断、辅助检查方法、最新的治疗方法及康复等，内容详细丰富。

本书在编写过程中，借鉴了诸多骨科相关临床书籍与资料文献，在此表示衷心的感谢。由于本编委会人员均身负一线临床工作，加上编写时间仓促，故书中有错误及不足之处，恳请广大读者见谅，并给予指正，以便更好地总结经验，从而达到共同进步、提高骨科临床诊治水平的目的。

《骨科疾病诊疗新措施》编委会

2021 年 8 月

目 录

第一章　骨与关节基本的 X 射线表现

第一节　骨与关节先天发育畸形

一、原发性脊柱侧弯

多见于女性，6～7 岁发病，10 岁以后继发骨化中心出现，弯曲迅速发展，1～2 年后产生严重畸形。侧弯多发生在胸椎或胸腰段，多突向右侧，为主弯，其上下分别形成两个代偿的小弯，形成脊椎的“S”畸形(见图 1-1)。

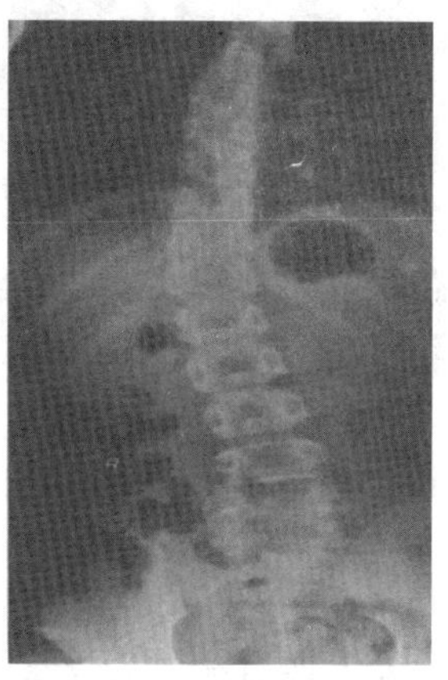

图 1-1　原发性脊柱侧弯

二、椎弓峡部裂

椎弓峡部位于椎弓板的上下关节突出之间，此断裂可为先天发育异常，也可为后天暴力所致。90％学者认为椎弓峡部裂系发育异常所致。可一侧或两侧同时发病，也可单个或者多个椎体同时发病，第 5 腰椎、第 1 骶椎两侧同时发生时多伴有椎体滑脱(见图 1-2)。

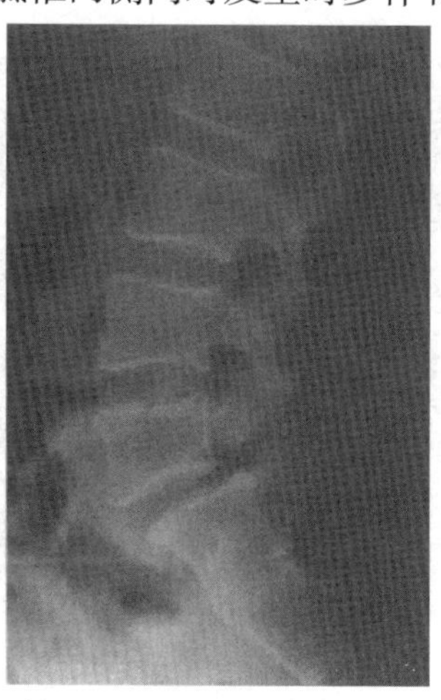

图 1-2　第 5 腰椎椎弓峡部裂并椎体Ⅰ°滑脱

三、马德隆畸形

本病系桡骨远端骨骺内侧发育障碍所致。病因不明,多为先天遗传,以女性发病多,两侧发病较单侧多,需与假性马德隆畸形鉴别,假性多为骨骺外伤所致。

患儿常在 2 岁以后出现 X 射线改变:桡骨短而弯曲,尺骨相对增长并向远程和背侧突出,二者形成“V”形切迹;桡骨远程向掌侧、尺侧明显倾斜(内倾角正常为 20°～35°);近列腕骨形成以月骨为尖端的锥形,并嵌入桡骨和尺骨形成的“V”形切迹内;腕骨角(正常值约 130°)变小(见图 1-3)。

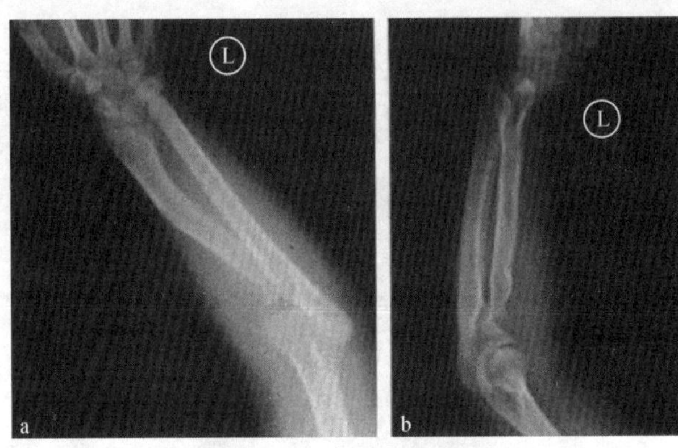

图 1-3　马德隆畸形

注:桡骨短而弯曲,尺骨相对增长并向远程和背侧突出,二者形成“V”形切迹

四、先天性髋内翻

先天性髋内翻病因不明,在 4 岁左右股骨颈正常完全骨化,当骨化过程受到障碍得此症。一侧或者两侧均可发病。

颈干角减小,股骨颈内侧与股骨头相接处可见一个三角形骨块,该三角形骨块密度减低,呈“倒 V”形(见图 1-4),为骨质发育不良区,其边缘与周围骨质有明显的界线,内侧界为股骨头的骺线,外侧界为 X 射线透亮增加的发育异常区域;随着年龄的增长,体重的增加,局部薄弱的透亮带更加增宽与变直,髋内翻越加严重。晚期病例的股骨头变得扭曲,呈椭圆形,髋臼变浅,颈干角可达 90°以下。

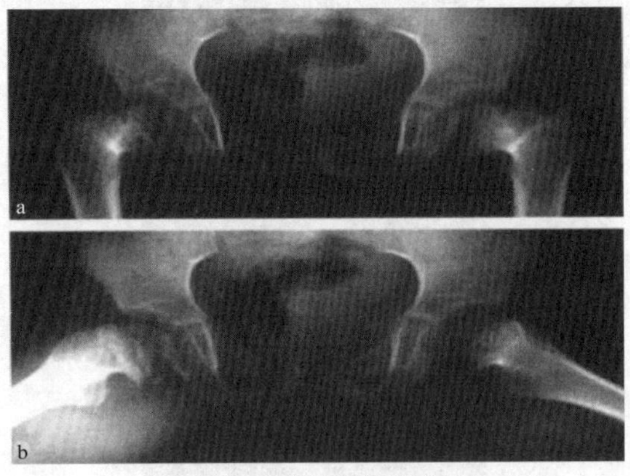

图 1-4　先天性髋内翻

第二节　骨与关节创伤

一、肱骨外科颈骨折

肱骨近端骨折多为肱骨外科颈骨折(见图1-5),占全身骨折的1.7%,多见于青壮年及老年人。大多由传达暴力(跌倒时掌面触地支持体重)、直接打击或杠杆作用引起。根据骨折端移位的情况可分裂纹型骨折、外展型骨折和内收型骨折。解剖颈骨折较少见。

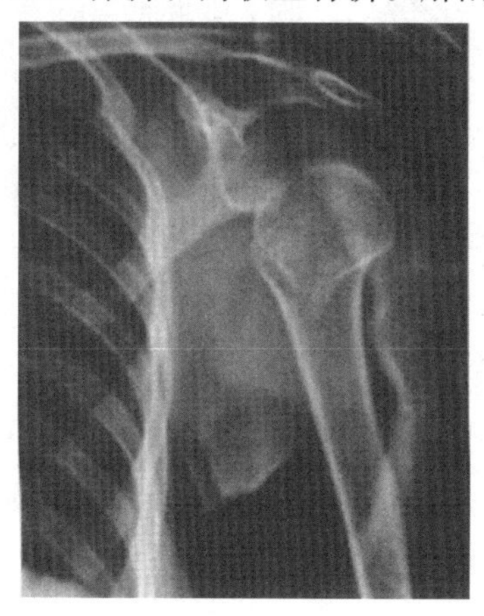

图1-5　肱骨外科颈骨折

二、肩关节脱位

肩关节解剖特点为关节盂小、肱骨头大。关节的稳定全靠肌肉及韧带维系,肩关节脱位在关节脱位中占第二位。肩关节脱位可分为前脱位和后脱位两种,前者常见,多为跌倒时手掌着地,肱骨高度外旋及中度外展,掌面传达肱骨头的暴力冲破关节囊的薄弱处前壁,向前滑出(见图1-6)。肩关节后脱位较少见,在脱位过程中还可能造成肩关节盂唇软骨或肩关节后缘骨折。此型易漏诊和误诊。

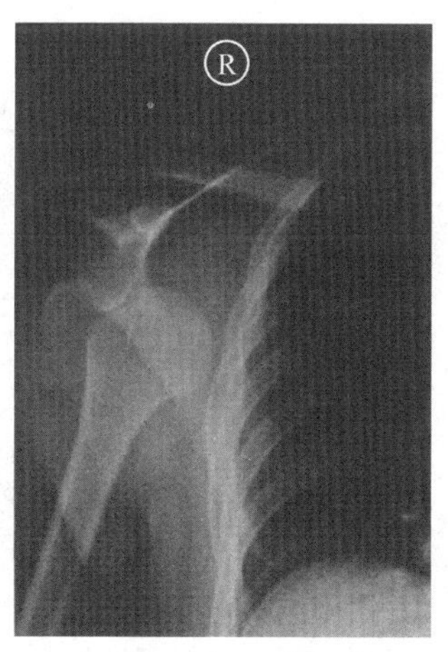

图1-6　肩关节脱位并肱骨大结节骨折

三、肱骨髁上骨折

肱骨髁部骨折最常发生于髁上，多见 10 岁以下儿童。根据产生骨折暴力的来源和方向、骨折线和骨片移位的情况可分为伸直型、屈曲型、粉碎型。其中伸直型最常见，占 90%以上，屈曲型罕见。而粉碎型多见于成年人。髁上伸直型骨折为肘部最常见骨折。原因为跌倒时手掌着地，肘部呈半伸直状，肱骨下端被前臂推向后而造成骨折，远端骨折向背侧移位（见图 1-7）。少数患者可合并肱动脉及神经损伤。

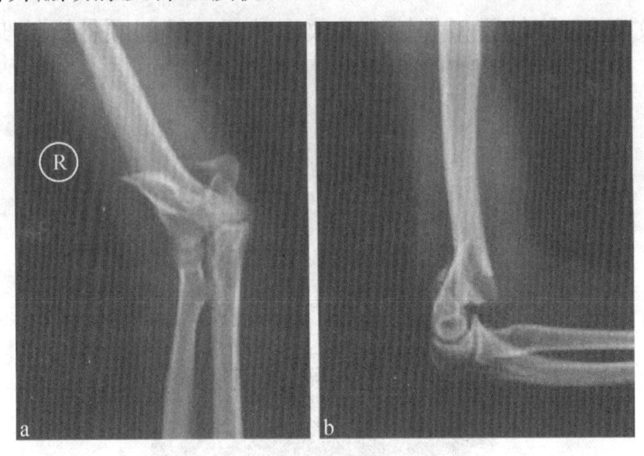

图 1-7　肱骨髁上骨折

四、肘关节脱位

肘关节脱位是四肢关节脱位最常见的一种，青壮年多见，根据发生机制和解剖变化，可分后脱位和前脱位两种（见图 1-8）。此种损伤常伴骨折和血管、神经损伤，处理不当，预后不良。肘关节后脱位是最常见的，因为肘关节前后关节囊薄弱，尺骨喙突短小。当跌倒时手掌着地，上肢处于伸直位，外力沿尺骨纵轴线传导，鹰嘴突撞击肱骨下端鹰嘴窝，将关节撕裂，尺桡骨同时滑向后方。有时桡骨头和尺骨鹰嘴可同时向外侧或内侧移位，有时也可伴尺骨鹰嘴、桡骨小头骨折。

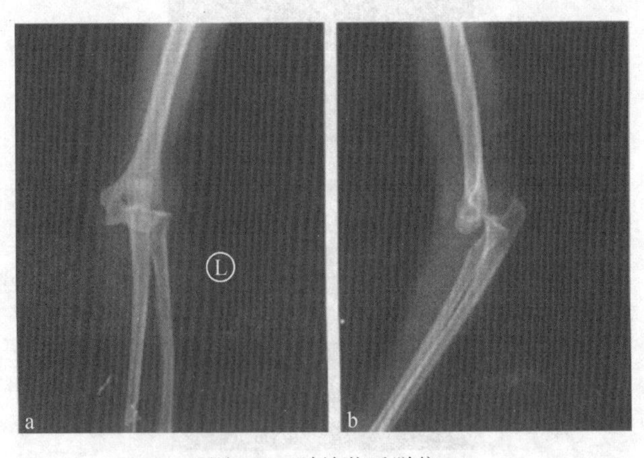

图 1-8　肘关节后脱位

注：a. X 射线正位片示尺桡骨上端和肱骨下端重叠，关节间隙消失；b. 侧位片示桡骨小头和尺骨鹰嘴向后移位

五、股骨颈骨折

股骨上1/3犹如弯曲之杠杆，股骨颈较细、两端较粗，股骨颈干角约127°，骨折后角度可变大或变小。股骨上端的骨折主要为股骨颈骨折和股骨粗隆间骨折。股骨颈骨折常见于老年人，平均年龄是51岁，女性多于男性，多由暴力所致。外力可作用于大粗隆外侧、足部和下肢的任何部位。老年人的股骨颈骨质比较疏松，任何使股骨急骤外展或内收或扭转的外力，均可引起股骨颈骨折。负重过多过久时，股骨颈可发生“疲劳”骨折。青壮年人的股骨颈骨折常发生于严重损害如车祸、坠楼等。股骨颈骨折按解剖部位可分为头下部（见图1-9）、中央部、基部三型骨折。头下部和中央部骨折为关节囊内骨折，骨折近侧断端因与关节囊分离而血运不足，影响骨折愈合。基部骨折为关节囊外或者部分囊外骨折，血运较佳，愈合较好。按病理可分为外展、嵌顿、稳定性和内收、非嵌顿、不稳定性骨折。前者较少见，绝大多数为头下部骨折，在有嵌顿的骨折中骨折线显示不清，而表现为嵌插后骨小梁压缩的致密带。外展型的骨折线与股骨干纵轴的垂直线所成的角度（林顿角）往往小于30°，骨折线剪力小，愈合率高。后者较多见，以中央部骨折为多见，林顿角往往大于50°，剪力大，易移位，故愈合率较前者低。在不适当的治疗下，外展、嵌顿骨折可以转变为有位移的内收骨折。一般股骨颈骨折X射线诊断并不难。有时股骨颈不全骨折或某些嵌顿骨折易被忽视，有怀疑时应仔细观察股骨颈应力线的走行，必要时拍侧位片观察。有的在伤后3～4周X射线复查时显示出骨折线。股骨颈骨折尤其是头下部骨折及中央型骨折易发生股骨头缺血性坏死。

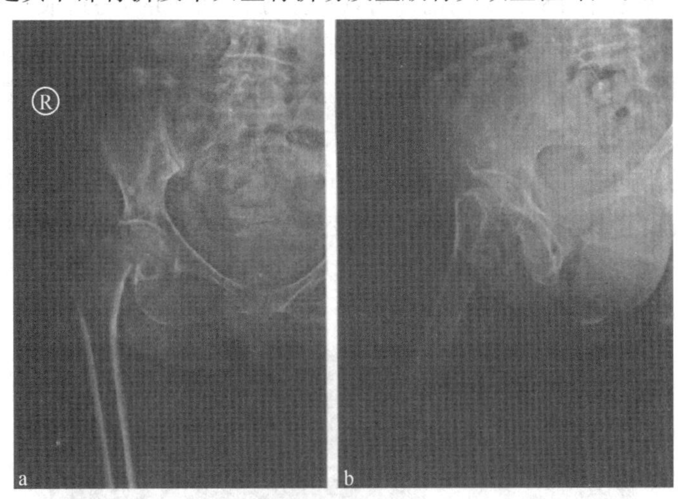

图1-9　右侧股骨颈骨折（头下部）

六、股骨粗隆间骨折

股骨粗隆间骨折患者多为老年人，骨折线通过大小粗隆之间（见图1-10），常因直接暴力所致，亦有为使股骨过度内收或外展的间接暴力引致，骨折常为粉碎性。骨折线的形态多数自大粗隆斜行向下至小粗隆，少数可呈横行或者自小粗隆向外下达大粗隆基部。粗隆间骨折较易愈合，但易产生髋内翻畸形。

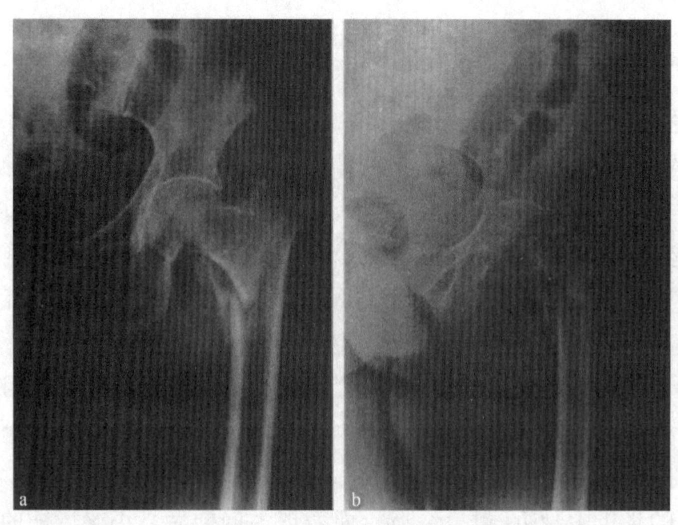

图 1-10　左侧股骨粗隆间骨折

七、髋关节脱位

髋关节外伤性脱位，多起于强大暴力，常发生于 20～40 岁青壮年。髋关节脱位一般分为前脱位、后脱位（见图 1-11）和中心脱位。髋关节脱位 X 射线诊断并不困难，在正位片呈上髋臼和股骨头的关系失常。由于髋关节的关节囊后壁较薄弱，故以后脱位较常见，前脱位罕见。当大腿处于屈曲外展位外力从臀部向前冲击，或过度强烈外展时，易造成髋关节前脱位，正位见股骨干外展呈水平位，股骨头在髋臼下方，与闭孔同高，并和坐骨结节重叠。有时虽有股骨头向前脱位，但无明显下移，可能漏诊，但临床上均有明显功能障碍，且于腹股沟处扪及股骨头，此时应再摄髋关节侧位片进一步观察。当大腿屈曲过度猛烈内收内旋，或者大腿屈曲内收外力从膝沿股骨干向髋传导时，易造成髋关节后脱位。正位见股骨头于髋臼上部重叠。股骨内收内旋，大粗隆突出，小粗隆消失，股骨颈变短。脱位可伴有髋臼和股骨头骨折。中心脱位较少见，多发生于车祸和大型事故中，当强暴力作用于大粗隆或沿股骨干向髋臼冲击时，可造成髋臼底骨折，随后股骨头向盆腔内突出。

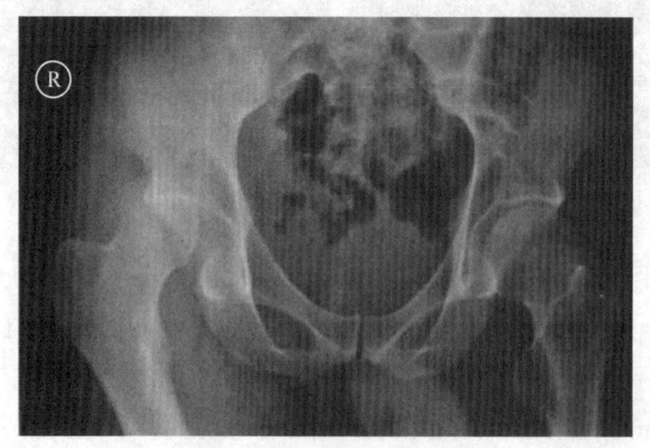

图 1-11　右髋关节后脱位

八、髌骨骨折

髌骨骨折较常见，多见于 30～50 岁者，男性多于女性，间接暴力所造成的骨折多为横行骨折（见图 1-12），直接暴力所致骨折多为星状粉碎性骨折，骨片可无移位。正侧位骨折线显示不清，而临床症状明显，应加摄髌骨轴位片，以免漏诊。

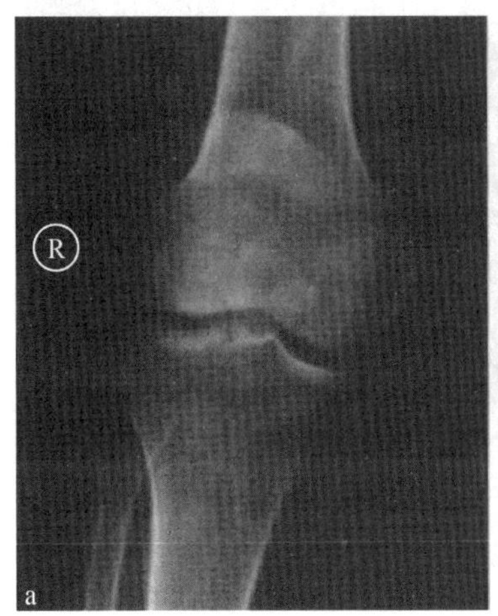

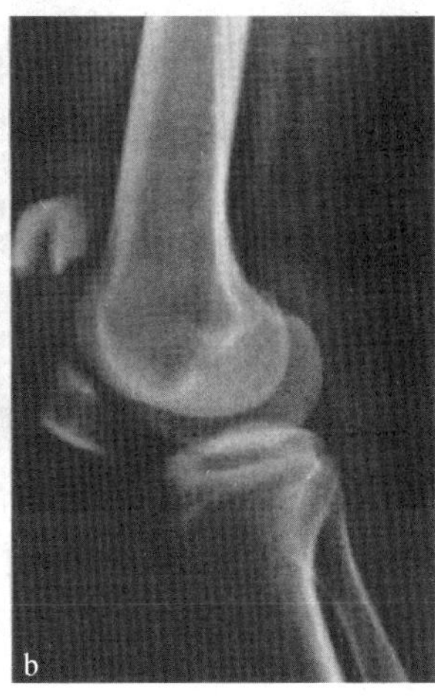

图 1-12　髌骨骨折

九、髌骨脱位

髌骨外伤性脱位，多数因股四头肌的股内侧肌与股四头肌内侧扩张部被外伤撕裂而引起髌骨向外脱位（见图 1-13）。当股四头肌腱断裂时，髌骨向下移位。相反，髌韧带断裂则使髌骨向上移位。少数因股四头肌外侧扩张部破裂，也可使髌骨向内侧脱位。

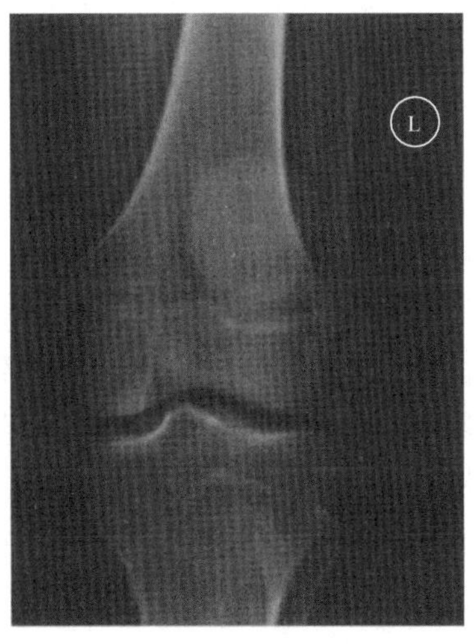

图 1-13　髌骨外脱位

注：正位片示髌骨移位位于股骨外上髁

十、踝关节三踝骨折

踝部骨折是常见的关节内骨折，可累及一踝、双踝和三踝（见图 1-14）。骨折线分横行、斜行或螺旋形。按骨折发生的方式可分为四种：

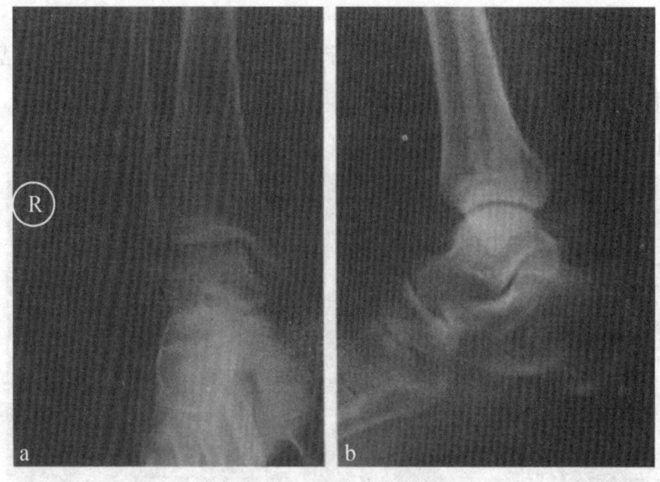

图1-14　右侧内外后踝骨折

1.外旋骨折　胫骨远端的骨折线为斜行或螺旋形，由内上方斜向外下方，在前后位片上有时不易发现，应注意在侧位片上观察，内踝骨折线发生在内踝基底部或内踝尖端的撕脱骨折，可合并胫骨后缘骨折和距骨脱位。

2.外展骨折　内踝骨折线位于基底部，为横行骨折线；外踝骨折线为斜行，位于内踝骨折线的同一水平，或位于腓骨尖端上方数厘米处。

3.内收骨折　内踝骨折线为垂直或者斜行，外踝骨折线为位于踝关节水平的横行骨折线，或为外踝尖端的撕脱骨折。

4.压缩骨折　严重的由上向下的重力可导致踝部压缩骨折，包括距骨前方半脱位，胫骨前端纵行骨折，甚至双踝骨折。

十一、脊椎骨折

脊椎骨折，多为传达暴力所致，如从高处落下；部分由直接暴力所致。多发生在脊椎活动范围较多区域。任何类型骨折都可合并脊椎脱位，引起脊髓或神经压迫症状。老年或其他疾病引起的骨质疏松，有时会因轻微或不甚注意的传递力量发生压缩骨折。椎体骨折最常见的是椎体压缩骨折。传递暴力大多是从上向下，并为过屈性。椎体变形是最明显的X射线征象，前缘压缩明显，后缘压缩较轻，椎体呈楔形（见图1-15）。依据外力强度和方向不同，椎体还可呈扁平变形。有时椎体的横径可以稍增宽，椎体上部骨质内见因压缩而致骨小梁排列紊乱的致密带。椎体骨折亦可没有压缩而在椎体边缘出现斜行或横行骨折线或呈小片骨撕裂。椎体骨折多发生于单个椎体，但也可以两个同时发生压缩变形。多个椎体同时压缩时，一般中间椎体变形严重。椎体变形并非骨折独有，在日常诊断中有时将非外伤产生的椎体楔形改变，误诊为骨折。因此，除观察椎体变形外，还应注意骨折征象：①椎体前角有无骨折块；②椎体边缘皮质有无褶皱、中断、断裂、内陷、隆起；③椎体内有无骨小梁压缩的横行致密线。

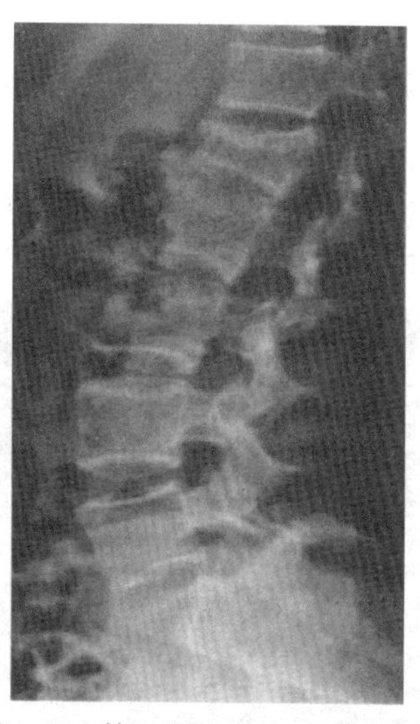

图 1-15　第 1 腰椎椎体压缩性骨折

老年人和内分泌紊乱所致骨质疏松者常发生压缩性骨折，其特点为：①轻微外伤或者无明显外伤史，甚至突然的喷嚏也可引起椎体压缩变形；②常累及多个椎体，呈跳跃性；③椎体呈上下缘双凹变形；④附件很少发生骨折；⑤椎体呈普遍性骨质疏松。椎弓和关节突骨折较少见，多发生在下腰椎，常伴有椎体的滑脱，一般在脊椎的斜位片上能清楚显示。棘突骨折和横突骨折，可合并椎体骨折。亦可单独发生于肌肉韧带的强烈撕脱，骨折线呈横行或者斜行。棘突骨折多发生在突起较长者。棘突骨折需与游离棘突相鉴别。后者两侧椎板不愈合且有宽窄不等的裂隙。游离棘突表面光整，边缘有皮质包绕。

十二、寰枢关节脱位

寰枢关节脱位分为三种类型：侧偏型（见图 1-16），齿状突向侧方移位，寰椎旋转；前倾型，齿状突前倾，寰椎后倾，寰齿关节间隙增大；混合型，前倾和侧偏同时存在。

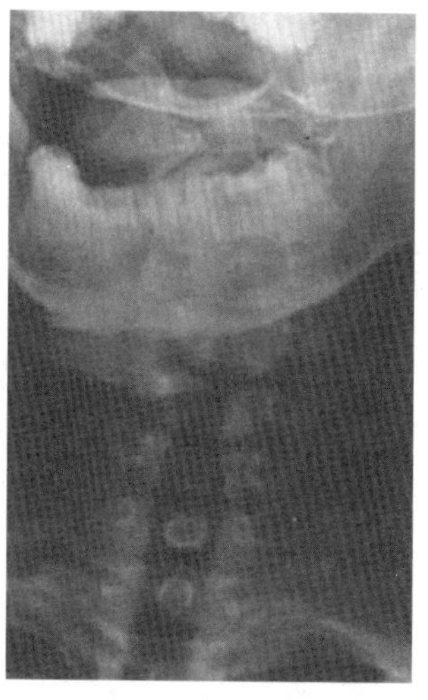

图 1-16　寰枢关节脱位（侧偏型）

注：齿状突向侧方移位，寰椎旋转

十三、骨盆骨折

骨盆为环状结构，由骶骨、髂骨、坐骨以及耻骨联合组成。骨盆环后半部骨结构粗大，骨折较少，而骨盆环前半部较细小、脆弱，易发生骨折(见图1-17)。骨盆骨折同时可损伤内部脏器，如膀胱、直肠、尿道和大血管，易出现休克，危及生命。

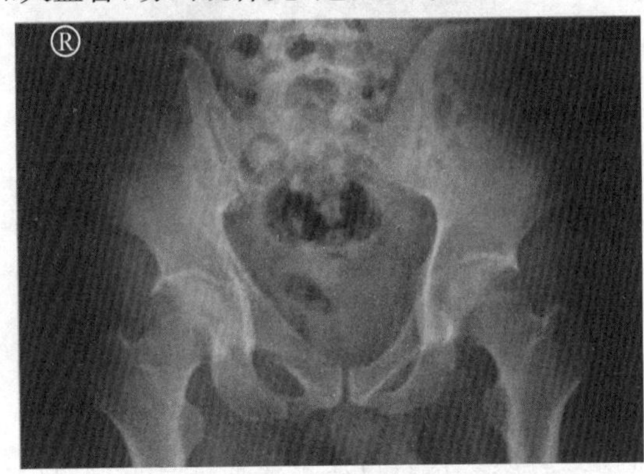

图1-17　骨盆骨折

骨盆骨折多由撞击和挤压暴力如车祸、塌方压伤所致，也可因肌肉强烈收缩引起骨盆的骨突撕脱骨折。骨盆骨折根据骨折和骨盆环状结构关系，分为骨盆环骨折、骨盆边缘骨折和骨盆撕脱性骨折。

骨盆环骨折可分为单发骨折和多发骨折。单发骨折主要发生在骨盆环状结构中，某一处骨折使骨盆环中断，骨折端多无移位。多发骨折为两处以上，骨折常有明显移位。同时可伴有骶髂关节脱位和耻骨联合分离。

骨盆边缘骨折，仅为骨盆边缘部分骨折，常见髂骨翼、耻骨下支、髋臼边缘。骨折线横行、斜行，位移多不明显。

骨盆撕脱性骨折，骨折的部位常位于强大肌肉附着处，如髂前上、下棘，坐骨结节等处。骨折碎片常较小，并可有位移。

第二章 上肢损伤

第一节 锁骨骨折

锁骨骨折是临床常见的骨折之一，发生概率占全身骨折的6%左右，各种年龄均可发生，但青壮年及儿童多见。发病部位以中1/3处最多见。

一、病因、病机

（一）间接暴力

间接暴力是引起锁骨骨折最常见的暴力，如跌倒时，手掌、肘部或者肩部触地，传导暴力冲击锁骨发生骨折，多为横断形或斜形骨折。骨折内侧因胸锁乳突肌的牵拉作用向后上移位，外侧因上肢的重力作用和胸大肌的牵拉作用向前下方移位（见图2-1）。

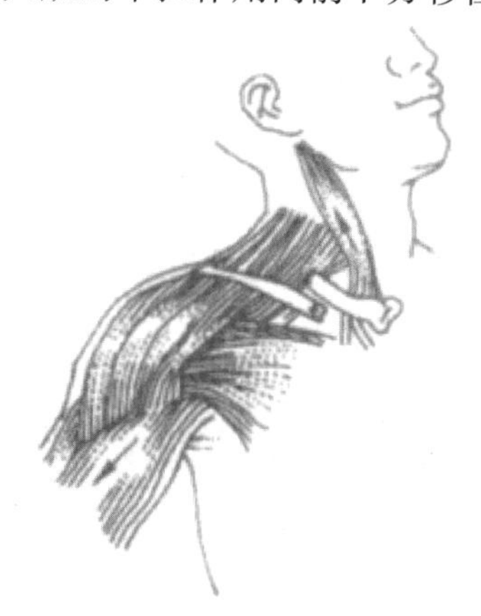

图2-1 锁骨骨折移位图

（二）直接暴力

暴力从前方或者上方直接作用于锁骨，可发生锁骨的横断或粉碎骨折，幼儿多为横断或青枝骨折。骨折移位严重时可伤及锁骨下方的臂丛神经，锁骨下动、静脉。

二、临床表现

锁骨全长均位于皮下，骨折后局部有肿胀和压痛，触诊可摸到移位的骨折端，可闻及骨擦音和触到异常活动，患者肩部下沉，并向前、内倾斜。患者常用健侧手掌托起患肢肘部，以减轻因上肢的重量牵引所引起的疼痛；同时头部向患侧偏斜，使胸锁乳突肌松弛而减轻疼痛。患肢活动功能障碍。幼儿因不能自述疼痛部位，且锁骨处皮下脂肪丰满，畸形不甚明显。但若不愿活动上肢，且于穿衣伸手入袖或上提患肢有啼哭等症状时，应仔细检查是否有锁骨骨折。锁骨骨折刺破皮肤或损伤臂丛神经及锁骨下血管者较少见。

三、诊断与鉴别诊断

锁骨骨折的患者通过外伤史，临床的症状、体征及X射线检查诊断并不困难。锁骨外侧

1/3骨折需与肩锁关节脱位相鉴别。骨折患者一般疼痛、肿胀更加明显，有骨折的特有症状、骨擦音和异常活动等，X射线片可以明确诊断。

四、治疗

（一）儿童青枝骨折及成人无明显移位的骨折

可用三角巾或颈腕吊带悬吊2～3周即可痊愈。

（二）锁骨移位骨折复位法

骨折端局部血肿内麻醉。患者坐在橇子上，两手叉腰挺胸。首先进行牵引。

1.一位助手立于患者背后，用两手反握两肩前下腋侧，两侧向外后上扳提，同时用一个膝部顶住患者背部胸椎棘突，使骨折远侧端在挺胸的作用及助手两手向后上扳提的作用下，使两骨折端被牵引拉开，两骨折端的轴线在一个直线上，多数可自行复位。

2.上述的牵引方法，向后上扳提的作用力较大，而向外的牵引力则较弱，常因远侧骨折端向外的牵引力不够，影响手法复位。因此，另一位助手一手推顶伤侧胸壁，另一手向外牵拉伤肢上臂，协助第一位助手缓缓将远侧骨折牵开，再行手法复位。

3.手法复位，在助手牵引的情况下，术者立于患者面前，用两拇指及示指摸清并捏住两骨折端向前牵拉，即可使骨折复位。或用两拇指摸清两骨折端，并以一拇指及食指捏住近侧骨折端向前下侧牵拉，同时另一手拇指及食指捏住远侧骨折端向后上方推顶，也可使骨折端复位。

手法复位后，将向外的牵引力稍放松一些，使对位的两骨折端互相嵌紧，然后进行外固定。

（三）外固定方法

1.“8”字形绷带固定　将棉垫或者纸压垫放置于两骨折端的两侧，并用胶布固定；两侧腋窝放置棉垫，用绷带行“8”字形缠绕固定，绷带经患侧肩部腋下，绕过肩前上方，横过背部至对侧腋下，再绕过对侧肩前上方，经背部至患侧腋下，包绕8～12层，缠绕绷带时应使绷带的两侧腋部松紧合适，以免引起血管或神经受压。

2.双圈固定　用绷带缠绕棉花制作好大小合适的绷带圈两只，于手法复位前套于两侧腋部，待骨折复位后，用棉垫或纸垫将两骨折端上下方垫压合适，并用胶布固定。从患者背侧拉紧此两布圈，在其上下各用一布带扎牢，维持两肩向外、向上后伸；另用一布带将两绷带圈于胸前侧扎牢，以免双圈滑脱。

用以上两种固定方法固定后，如出现手及前臂麻木感或桡动脉搏动摸不清，表示固定过紧，有压迫血管或神经的情况，应立即给予固定适当放松，直至症状完全消除为止。

（四）手术治疗

手法治疗难获满意疗效者或多发性骨折等情况，可行手术治疗。

五、功能锻炼

骨折整复固定后，平时应挺胸抬头，睡觉时应平卧位，肩胛骨间稍垫高，保持双肩后仰，有利于骨折复位。固定初期可做腕、肘关节的屈伸活动。中、后期逐渐做肩关节功能练习，尤其是肩关节的外展和内、外旋运动。肩部长时间固定，易出现肩关节功能受限，所以早期功能锻炼十分必要。

第二节　肱骨外科颈骨折

肱骨外科颈位于肱骨上端，解剖颈下 2～3 cm，相当于大、小结节下缘与肱骨干的交界处，也是松质骨与皮质骨的交界处，是骨折的好发部位。肱骨外科颈骨折较常见，各种年龄均可发生，以老年人居多，肱骨外科颈骨折移位多较明显，局部出血较多。严重移位骨折可损伤腋部的神经、血管。

一、病因、病机

肱骨骨折多为间接暴力所致，如跌倒时手或者肘部触地，暴力沿肱骨干向上传导冲击引起肱骨外科颈骨折；肩部外侧直接暴力亦可引起骨折。

（一）间接暴力

由于受伤时上臂的体位不同，可导致肱骨外科颈的外展型骨折或内收型骨折。

1. 外展型骨折　跌倒时上肢处于外展位，骨折后骨折的远侧段呈外展，骨折的近侧段相应内收，两骨折端向内成角移位，且常出现两骨折端外侧互相嵌插。

2. 内收型骨折　跌倒时上肢处于内收位，骨折后骨折的远侧段内收，骨折的近侧段外展。形成两骨折端向外成角移位，两骨折端内侧常出现互相嵌插。

3. 肱骨外科颈骨折合并肩关节前脱位　多为上肢外展外旋暴力所致，骨折后暴力继续作用导致肩关节前脱位。骨折合并脱位后，肱骨头常因翻转或因喙突、肩胛盂、关节囊的阻碍而整复困难。

（二）直接暴力

暴力直接作用于肱骨上端外科颈处可造成裂纹骨折或粉碎骨折。

二、临床表现

肱骨外科颈骨折的患者有明显的外伤史，可出现肩部疼痛，肩部活动时疼痛加重，肱骨上端周围压痛明显，纵向叩击痛，肩部活动功能严重受限等骨折的一般症状。如骨折无嵌插，可出现肱骨上端的异常活动和骨擦音等骨折的特有症状。肩部 X 射线检查可明确诊断，也可显示骨折的类型情况。

三、诊断与鉴别诊断

通过受伤史、临床的典型症状和体征以及 X 射线检查可做出明确的诊断。尤其要注意有无合并肩关节脱位。并需与单纯肩关节脱位相鉴别。肩关节脱位时疼痛没有肱骨外科颈骨折严重，可出现方肩畸形、弹性固定等脱位的症状和体征，而没有骨擦音和异常活动等骨折的症状和体征。

四、治疗

无移位的裂纹骨折或嵌插骨折，可用三角巾悬吊患肢 1～2 周即可活动患肢。有移位的骨折应行手法复位。复位不满意者手术治疗，老年人近端粉碎骨折可行肩关节置换术。

（一）外展型骨折手法复位与固定

1. 外展型骨折手法复位

（1）拔伸牵引：在局部麻醉下，患者仰卧位，伤肩外展45°，前屈30°，上臂中立位，肘关节屈曲90°拔伸牵引。用宽布带绕过患侧腋下做对抗牵引，即宽布带两头由一位助手执握。另一位助手两手分别握住肘部及腕部，沿肱骨纵轴方向进行牵引。

（2）外展型骨折矫正向内成角及向内侧方移位：术者一手置于伤肩外侧，固定近折段，另一手握住骨折远折端内侧，由内向外挤压，同时助手在牵引下内收上臂，使患肢肘部到达胸前，矫正向内成角及向内侧方移位。

（3）矫正向前成角及向前侧方移位：术者一手置于肩部前方，将远折端向后推按，另一手置于上臂远端后方近肘关节处，由后推向前。同时助手在牵引下将患肢上臂逐渐前屈、内收，直至肘窝对准患者鼻部，以矫正骨折段向前成角及向前侧方移位。

（4）用触碰合骨法使两骨折端互相嵌入：术者两手固定好骨折端，助手将患肢上臂近侧端顶推，或叩击屈肘后的尺骨鹰嘴处，使两骨折互相嵌插，加强骨折复位后的稳定性，逐渐将患肢放下，置于肩外展10°，前屈30°位置，做上臂超肩小夹板固定。

2. 外展型骨折的固定方法

（1）上臂超肩小夹板固定：夹板共四块，每块小夹板的宽度为上臂最大周径的1/5左右，但前、后及外侧夹板的上段超肩关节以上后使其成椭圆形。小夹板的长度前、后及外侧夹板的上端从肩锁关节上2 cm起，下达肘关节止；内侧平板从腋窝至肱骨内上髁。

（2）固定垫：用棉垫包裹内侧夹板的近端，使呈大头型垫。在大头垫中放置一布带，固定于大头垫中，位于大头垫外的两段布带应等长。在外侧夹板的近端（相当于骨折线上方处）及远端各放一固定垫，与内侧近端成角处的大头垫形成三垫固定。防止骨折部再发生向内成角和向内侧方移位。以同样方法，在前、后夹板中加用三垫固定，防止骨折部再发生向前成角和向前方移位。

（3）上臂超肩小夹板固定的包扎：在外、前、后三块夹板上端，肩部上方用一条布带贯穿三块夹板进行结扎。腋下部分四块夹板用四条横带结扎。其中，近端的一条可使用在内侧夹板上端穿大头垫备用的横带，进行结扎。再取宽绷带一条，将其中部置于患侧腋窝内，将其两段分别从前、后绕到外侧夹板上，进行打结，然后将其两头分别经过胸前及背后到对侧腋窝前打结，呈横“8”字形包扎，用以加强夹板固定。在健侧腋窝内，可先安置一厚棉垫，以防损伤皮肤。其他三条横带结扎后，患肢用三角巾或者吊带将患肢悬吊于胸前，固定4～6周。

（二）内收型骨折手法复位与固定

1. 内收型骨折手法复位

（1）拔伸牵引：在局部麻醉下，体位与外展型相同，但患肢上臂应置于外展60°～70°位置。拔伸牵引的方法同外展型。

（2）矫正向外成角及向外侧方移位：术者一手置于骨折近端的外侧，由外向内推压；另一手置于患肢上臂骨折远端的内侧，由内向外推拉。同时助手使患肢肩关节加大外展位超过90°，上举到120°，以矫正向外成角及向外侧方移位。

（3）矫正向前成角及向前侧方移位：术者一手置于患肩后部，固定骨折近段，一手顶住骨折远端的前侧并向后推压。助手在牵引下将患肢上臂逐渐前屈达90°，以矫正向前成角及向前侧方移位。

(4)用触碰法使两骨折端互相嵌插:术者两手固定好骨折端,助手将患肢上臂向近侧端顶推,并叩击肘部尺骨鹰嘴处,使两骨折端互相嵌插。

(5)逐渐将患肢放下,使患肢处于外展 10°,前屈 30°位置,做小夹板固定。合并肩关节脱位者可先整复骨折,再整复脱位。也可在持续牵引下,使肩肱关节间隙加大,先纳入肱骨头,然后整复骨折。

2.内收型骨折小夹板固定方法　与外展型相似,固定垫按三垫固定法放于相应位置,但须注意内侧夹板的大头垫应放在肱骨远端内上髁上部。同时内侧夹板近端应按腋窝部塑形,以免损伤腋部。对不稳定的内收型骨折,固定后应将患肢放置在外展架上,固定患肢于外展 70°,前屈 30°及肘屈 90°位置。半个月后骨折端已初步连接时,可拆除外展架。继续小夹板固定 2～4 周。

五、功能锻炼

无移位的骨折,一般用三角巾或者绷带悬吊 2～3 周。自伤后 3 日起即可开始练习肩部摆动,即将上体向患侧及前方倾斜,使患肢上臂放松下垂,在此姿势位作肩前后及左右摆动练习,同时作握伸拳、屈、伸腕及肘的练习。

有移位的肱骨外科颈骨折,经复位后须夹板固定 4～6 周,在此期间要进行腕和肘的运动练习。外展型骨折要禁忌肩外展肌静力性收缩,内收型骨折要禁忌肩内收肌静力性收缩。去除固定后,早期要做恢复肩关节前屈、后伸的关节活动范围的训练及肌力练习,以后再逐步增加肩关节外展与内收的练习。外展型骨折患者的肩外展练习和内收型骨折患者的肩内收练习要待骨折愈合后进行。

第三节　肱骨干骨折

肱骨干是指肱骨外科颈下 1 cm 至肱骨内、外髁上 2 cm 之间的长管状皮质骨。肱骨干骨折好发于骨干的中段,其次为下段,上段较少。肱骨干中下 1/3 后外侧有桡神经沟,桡神经紧贴骨干在此通过,此处骨折易合并桡神经损伤,桡神经损伤是肱骨干骨折的常见并发症。临床检查时尤其要注意。

一、病因、病机

(一)直接暴力

如打击伤、挤压伤或火器伤等直接作用于肱骨干,多发生于肱骨干的中 1/3 处,常见横形骨折、粉碎骨折或者开放性骨折,有时亦可发生多段骨折。

(二)间接暴力

间接暴力又分传导暴力和旋转暴力。

1.传导暴力　如跌倒时手或肘部触地,地面暴力向上传导,与跌倒时体重向下的暴力相交于肱骨干某个部位,即可发生肱骨干的斜形骨折或螺旋形骨折,多见于肱骨中下 1/3 处,此种骨折尖端易插入肌肉,影响手法复位。

2.旋转暴力　如投掷手榴弹、标枪或掰腕扭转前臂时,多可引起肱骨干中下 1/3 交界处骨折,所引起的肱骨干骨折多为螺旋形骨折。

（三）骨折移位的特点

肱骨干骨折后，由于骨折部位肌肉附着点不同，暴力作用方向及上肢体位的关系，肱骨干骨折可有不同的移位情况。

1.骨折位于三角肌止点以上　近侧骨折端受到胸大肌、大圆肌和背阔肌的牵拉作用向内侧移位；远侧骨折端因三角肌的牵拉作用而向外上移位。

2.骨折位于三角肌止点以下　近侧骨折端因受三角肌和喙肱肌的牵拉作用而向外、向前移位；远侧骨折端受到肱二头肌和肱三头肌的牵拉作用，发生向上重叠移位。

3.骨折位于中、下 1/3 处　由于患者常将前臂悬吊于胸前，引起远侧骨折端内旋移位，手法整复时要注意纠正。

二、临床表现

患者有明显的外伤史，局部疼痛、肿胀明显，压痛剧烈，伤肢有环形压痛，上臂出现畸形，触摸有异常活动和骨擦音。X 射线检查，不仅可以确诊骨折，还可以明确骨折部位、类型及移位情况。如骨折合并桡神经损伤者，可出现典型的垂腕和伸拇及伸掌指关节功能丧失；第 1～2 掌骨间背侧皮肤感觉丧失。

三、诊断与鉴别诊断

肱骨干骨折通过患者的外伤史，临床的典型症状和体征，X 线检查等诊断并不困难。肱骨干骨折要注意骨折发生的部位，尤其要注意检查有无桡神经损伤。

四、治疗

（一）手法复位方法

1.体位　局部麻醉下，患者仰卧位，患肩关节前屈 30°，骨折线在三角肌止点以上、胸大肌止点以下者，肩关节内收 30°。骨折线在三角肌止点以下者，肩关节外展 40°～50°，屈肘 90°。

2.拔伸牵引　用宽布带绕过患侧腋下，固定于健侧病床头端或者一位助手握住布单两头，做对抗牵引。前臂置于中立位。一位助手握住患者肘部及前臂，沿上臂纵轴方向牵引，矫正短缩移位及成角移位。因桡神经贴附于肱骨干中、下 1/3 交界处，用折顶手法容易损伤桡神经，故应慎用。

3.矫正侧方移位及旋转移位　用端挤、提按手法矫正侧方移位。对螺旋形骨折，应分析了解是否由内旋或外旋暴力所引起。在矫正侧方移位及旋转移位时，可握住远侧段肢体与旋转暴力方向相反的方向回旋。内旋暴力引起的骨折，则应将骨折远侧段肢体置于外旋位进行复位。外旋暴力引起的骨折则相反。复位后，若上、下两骨折端间仍有间隙存在，可用触碰手法，使两骨折面紧密吻合。

（二）小夹板固定方法

1.小夹板规格　共四块。其长度应根据骨折的部位而定，中 1/3 骨折不超关节，前侧小夹板自肩部至肘窝，后侧小夹板自肩部至尺骨鹰嘴上 1 cm，内侧小夹板自腋窝至肱骨内上髁，外侧小夹板自肩部至肱骨外上髁上 1/3 骨折，前、外、后三块小夹板上端应超肩关节固定，下 1/3 骨折，前、外、后三块小夹板下端应超肘关节固定。肱骨干中段骨折四块小夹板均不超关节固定。

2.固定垫　按骨折移位的情况选用两垫、三垫或者四垫固定法。肱骨中、下段骨折，为了防止因悬挂患肢前臂于胸前时，远折段因上臂内收而引起向外成角移位，应在内、外侧小夹板内加用三垫固定。侧方移位选用两垫固定。

3.包扎方法　上 1/3 骨折，超肩小夹板固定，应在肩上方将前、外、后侧小夹板贯穿固定。下 1/3 骨折，超肘小夹板固定，应在肘关节下方将前、外、后小夹板用布带贯穿固定。其他部位可选择 3～4 条横带捆扎。捆扎夹板后，用三角巾悬挂于胸前。有分离移位时，可应用外展架或肩肘带固定。固定时间成人 6～8 周，少儿 4～6 周。

(三)手术治疗

肱骨干骨折经过保守治疗多数患者都能达到满意的疗效。但有下述情况时可考虑手术治疗。手术内固定可选择钢板、髓内针等内固定物。

1.开放性骨折或者多发性骨折手法整复不能满意者。

2.肱骨　于骨折合并肩、肘关节骨折。

3.血管损伤者　肱骨干骨折合并肱动脉损伤应手术探查吻合血管的同时，行骨折内固定。

4.肱骨干骨折合并桡神经损伤　这种损伤多为神经挫伤，应先观察 2～3 个月，一般挫伤都能逐渐恢复。若骨折愈合后神经仍未恢复，可作肌电图测定，如有手术指征，可手术探查。观察期间应注意防止前臂屈肌群挛缩及手指关节僵硬，可安装伸指及伸腕弹力装置，使屈肌群能经常被动伸展。此外，经手法整复、固定后，桡神经麻痹加重，也可手术探查并行内固定。

五、功能锻炼

肱骨干骨折小夹板，石膏或切开复位内固定后第 3 日即开始作握、伸拳练习，第 2 周开始做肩关节前、后摆动练习，第 3 周增加肩关节内、外摆动练习。除去外固定后做肩、肘关节活动练习，肩外展、肘屈伸、握力等肌力练习。肩关节旋转运动应在骨折愈合牢固后进行。

第四节　肱骨髁上骨折

肱骨下段比较扁薄，髁上部处于疏松骨质和致密骨质交界处，后有鹰嘴窝，前有冠状窝，两窝之间仅为一层极薄的骨片，两髁稍前屈，并与肱骨纵轴成向前 30°～50°的前倾角。前臂完全旋后，肘关节伸直时，上臂与前臂纵轴呈 10°～15°外翻的携带角，骨折移位可以使此角改变而呈肘内翻或肘外翻畸形。肱动脉和正中神经从肱二头肌腱膜下通过，桡神经通过肘窝前外方并分成深浅两支进入前臂。肱骨髁上骨折时，易被刺伤或挤压而合并血管神经损伤。

一、病因、病机

肱骨髁上骨折多见于儿童，多因跌倒所致。根据暴力形式和受伤机制的不同，可将肱骨髁上骨折分为伸直型、屈曲型和粉碎型三种。

(一)伸直型

最多见，占 90%以上。跌倒时肘关节在半屈曲或伸直位，手心触地，暴力经前臂传达至肱骨下端，将肱骨髁推向后方。由于重力将肱骨干推向前方，造成肱骨髁上骨折。骨折线由前下斜向后上方。骨折近段常刺破肱前肌损伤正中神经和肱动脉。骨折时，肱骨下端除接受前后暴力外，还可伴有侧方暴力，按移位情况又分尺偏型和桡偏型。

1. 尺偏型　骨折暴力来自肱骨髁前外方，骨折时肱骨髁被推向后内方；内侧骨皮质受挤压，产生一定塌陷；前外侧骨膜破裂，内侧骨膜完整；骨折远端向尺侧移位，因此复位后远端容易向尺侧再移位；即使达到解剖复位，因内侧皮质挤压缺损而会向内偏斜；尺偏型骨折后肘内翻发生率最高。

2. 桡偏型　与尺偏型相反。骨折断端桡侧骨皮质因压挤而塌陷，外侧骨膜保持连续，尺侧骨膜断裂，骨折远端向桡侧移位。此型骨折不完全复位也不会产生严重肘外翻，但解剖复位或矫正过度时，亦可形成肘内翻畸形。

（二）屈曲型

较少见。肘关节在屈曲位跌倒，暴力由后下方向前上方撞击尺骨鹰嘴，髁上骨折后远端向前移位，骨折线常为后下斜向前上方，与伸直型相反。很少发生血管、神经损伤。

（三）粉碎型

多见于成年人。此型骨折多属肱骨髁间骨折，按骨折线形状可分“T”形和“Y”形或粉碎形骨折。

二、临床表现

伤后局部迅速肿胀、疼痛，功能丧失，压痛点明显，完全骨折者很易察觉骨折摩擦征。伸直型者，肘后突畸形，但仔细触摸肘三点之正常关系未变。屈曲型者，肘后平坦，肘前饱满。有侧方移位者，肘尖偏向一侧。有血管损伤者，桡动脉、尺动脉搏动减弱或消失，末梢循环障碍，若不及时处理，可发生前臂肌肉缺血性坏死，纤维化后形成缺血性肌肉挛缩，导致爪形手畸形，功能障碍，造成严重残疾。尺神经损伤时，小指与无名指的指间关节屈曲，掌指关节过伸，腕不能尺侧屈，各指不能分开及并拢。拇指内收障碍，小指与无名指的尺侧半皮肤感觉障碍。日久则小鱼际肌、骨间肌萎缩。桡神经损伤时，出现腕下垂等症状。正中神经损伤时，拇指、食两指不能屈曲，拇指不能对掌，腕不能桡屈。桡侧 3 个半手指及手掌桡侧皮肤感觉障碍，日久则大鱼际肌萎缩。

三、诊断与鉴别诊断

无移位骨折者，肘部可有肿胀、疼痛，肱骨髁上处有压痛，功能障碍。骨折有移位时，肘部肿胀、疼痛较明显，甚至出现张力性水疱，肘部呈靴形畸形，但肘后肱骨内髁、外髁和鹰嘴三点关系仍保持正常，这一点可与肘关节后脱位相鉴别。肘关节正侧位 X 射线片可显示骨折类型和移位方向。伸直型骨折远端向后上方移位，骨折线多从前下方斜向后上方。屈曲型骨折远端向前上方移位，骨折线多从后下方斜向前上方。粉碎型骨折两髁分离，骨折线呈“T”形或“Y”形。根据受伤史、临床表现和 X 射线片可以做出诊断。

肱骨髁上骨折需与肘关节脱位互相鉴别，肱骨髁上骨折肘关节可部分活动，肘后三角无变化，上臂短缩、前臂正常。而肘关节脱位肘关节弹性固定，肘后三角有变化，上臂正常、前臂短缩。

四、治疗

无移位骨折可置患肢于屈肘 90°位，用颈腕带悬吊 2～3 周。有移位骨折应按以下方法处理。

（一）整复方法

肱骨髁上骨折整复手法较多，现将临床上常用的整复手法介绍如下：

患儿仰卧于床上或者由家属抱坐于椅子上。两助手分别握住上臂和前臂（如疼痛较剧烈，可采取利多卡因骨折断端局部麻醉），做顺势拔伸牵引，术者两手分别握住骨折远近两端。有旋转移位者先纠正旋转移位，然后双手握上臂前侧，在牵引下用双拇指从肘后向前推挤骨折远端，后移位纠正后，双手四指握住骨折近端内侧，双拇指推挤内髁向桡侧，触摸复位后见畸形纠正，然后一手四指托住肘后，同时拇指按压髁部骨折远端，另一手握前臂屈肘做旋后旋前屈伸活动试验。如活动功能良好，说明已复位，助手握患儿上臂及手腕部，维持位置，术者用绷带进行夹板固定。

开放性骨折则应在清创后进行手法复位，再缝合伤口。若系粉碎型骨折或软组织肿胀严重，水疱较多而不能手法整复或整复后固定不稳定者，可在屈肘 45°～90°位置进行尺骨鹰嘴牵引或皮肤牵引，重量 1～2 kg，一般在 3～7 日后，再进行复位。肱骨髁上粉碎骨折并发血循环障碍者，必须紧急处理，首先应在麻醉下整复移位的骨折断端，并行尺骨鹰嘴牵引，以解除骨折端对血管的压迫，如冰冷的手指温度逐渐转暖，手指可自主伸直，则可继续观察。如经上述处理无效，则必须及时探查肱动脉情况。肱骨髁上骨折所造成的神经损伤一般多为挫伤，在 3 个月左右大多数患者能自行恢复，除确诊为神经断裂者外，不需过早地进行手术探查。

（二）固定方法

骨折复位后，维持对位，将患肢置于外展位，肘关节屈曲 90°～110°，前臂旋前位置 3 周。夹板长度应上达三角肌中部水平，内外侧夹板下达（或者超过）肘关节，前侧板下至肘横纹，后侧板远端呈向前弧形弯曲，并嵌有铝钉，使最下一条布带斜跨肘关节缚扎而不致滑脱；采用杉树皮夹板固定时，最下一条布带不能斜跨肘关节，而在肘下仅扎内外侧夹板。为防止骨折远端后移，可在鹰嘴后方加一梯形垫（见图 2-2）；为防止内翻，可在骨折近端外侧及远端内侧分别加塔形垫。夹缚后用颈腕带悬吊。屈曲型骨折应固定肘关节于屈曲 40°～60°位置 3 周，以后逐渐屈曲至 90°位置 1～2 周。固定后观察患肢血运情况，若出现麻木或血运障碍应立即松弛夹板，置肘关节于屈曲 45°位置进行观察，按时摄 X 线片观察，及时调整固定。如肿胀严重或水疱形成，应给予放松夹板，换药处理。

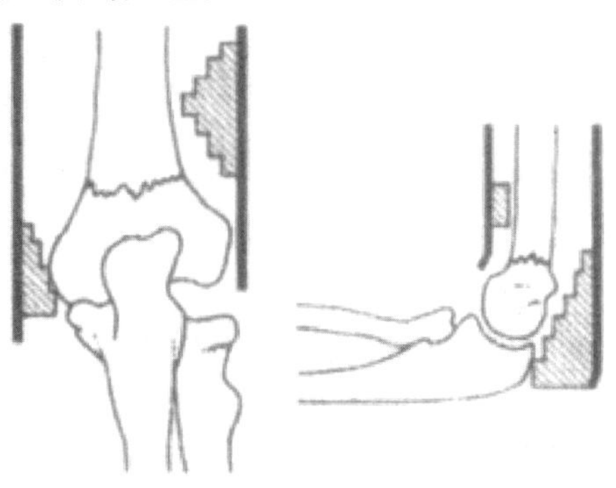

图 2-2　肱骨髁上骨折加垫固定法

（三）手术治疗

肱骨髁上骨折一般无需手术治疗，除非手法复位失败或伴有血管神经损伤，才考虑手术治疗。

（四）药物治疗

肱骨髁上骨折的患者若骨折局部血液供应良好，则愈合迅速，若合并血管神经损伤，治疗时应注意并发症和后遗症。内服药治，早期重在活血祛瘀，消肿止痛，肿胀严重、血运障碍者加用三七、丹参，并用祛瘀、利水、消肿药物，如白茅根、川木通之类；中后期内服药可停药。合并神经损伤者，应加用行气活血、通经活络之品。早期局部水疱较大者可用针头刺破，或将疱内液体吸出，并用乙醇棉球挤压干净，外涂甲紫药水。解除夹板固定后，可用中药熏洗，有舒筋活络、通利关节的作用，是预防关节强直的重要措施。

五、功能锻炼

本骨折多数为伸直型骨折，早期换药、调整夹板松紧度或护送患者拍 X 射线片检查等都不可使患肘伸直，否则易引起骨折再次移位。反之，屈曲型骨折，早期不可随意做屈肘动作。骨折固定后应密切观察患肢的血运情况。

外固定期间多做握拳、腕关节屈伸等活动，粉碎骨折应于伤后 1 周在牵引固定下开始练习肘关节屈伸活动，其他类型骨折应在解除固定后，积极主动锻炼肘关节伸屈活动，严禁暴力被动活动。

第五节　肱骨髁间骨折

肱骨髁间骨折的发生率约为成人骨折的 1%，但在成人肱骨远端骨折中较常见，并以中老年人多见，是肘部外伤中最为复杂的关节内骨折。肱骨髁间骨折常累及关节面，复位后不稳定，晚期常并发创伤性关节炎或者遗留肘关节功能障碍。严重的髁间骨折伴有移位，滑车关节面损伤，内外髁分离，且可伴有旋转移位。

一、病因、病机

导致肱骨髁间骨折的外力相当复杂，骨折的类型也是多种多样的。在青年患者中，髁间骨折往往由高能量损伤引起，老年患者低能量损伤即可造成此类骨折。根据受伤机制和骨折端移位方向，肱骨髁间骨折可分为伸直型和屈曲型。

（一）伸直型

患者前仆跌倒时，肘关节在伸直位手掌触地，自下而上的传导暴力将肱骨两髁推向后方，将肱骨干近端推向前方。在造成髁上骨折的同时，尺骨鹰嘴半月切迹撞击滑车沟将肱骨髁部劈成两半，骨折近端向前，髁部向后移位。

（二）屈曲型

患者跌倒时肘关节屈曲位着地，暴力作用于尺骨鹰嘴，尺骨鹰嘴向上、向前推顶肱骨滑车沟，在造成肱骨髁上骨折的同时嵌插在肱骨内外髁之间，楔形如凿的尺骨鹰嘴半月切迹关节面从中间将两髁劈裂分开，造成骨折近端向后移位，髁部向前移位。

二、临床表现

肘关节外伤后有剧烈疼痛，压痛广泛，肿胀明显，并可伴有皮下淤血。骨折移位严重者可有肱骨下端横径变宽，重叠移位重者可有上臂短缩畸形。肘关节呈半伸位，前臂旋前，肘后三角形骨性结构紊乱，可触及骨折块，骨擦感明显。有时可合并神经、血管损伤，检查时应予以注意。

根据骨折的移位情况将骨折分为四型：

Ⅰ型：骨折无分离及移位。

Ⅱ型：骨折有轻度的分离及移位，但两髁无旋转。

Ⅲ型：骨折有分离，两髁有旋转移位。

Ⅳ型：骨折为粉碎性，关节面严重破坏。

三、诊断与鉴别诊断

患者有明显的外伤史，局部肿胀、疼痛。因髁间移位、分离致肱骨髁变宽，尺骨向近端移位使前臂变短。可出现骨擦音，肘后三角关系改变。明显移位者，肘部在所有方向均呈现不稳定。X 射线正位和侧位片检查可帮助评估骨折移位和粉碎程度，临床常结合三维重建 CT 检查。

四、治疗

根据不同年龄的患者对功能恢复的要求不同，选择最合适的治疗方案。年轻患者应尽可能获得关节面的解剖复位；老年骨质疏松者，若骨折粉碎，内固定效果差，或不可能获得满意的固定，可行一期或二期全肘关节置换术，以便早期恢复肘部活动。

（一）非手术治疗

1. 石膏固定　主要适用于Ⅰ型无移位骨折，屈肘 90°用石膏前后托或管型固定，直至肿胀消退。2～3 周开始主动活动。应告知患者此种骨折有可能发生再次移位，需密切随诊观察，一旦发生移位应及时处理。

2. 尺骨鹰嘴牵引整复法　适用于骨折时间较久或者软组织严重损伤或有水疱形成，不能手法整复或整复后固定不稳定的病例。尺骨鹰嘴滑动悬吊牵引，重量 1～2 kg 为宜。经 X 射线片证实复位后，维持牵引 3 周即可。或者先使用尺骨鹰嘴牵引，待局部肿胀消退后再进行手法复位，用夹板或石膏托固定，但不应迟于 7～8 日。2 周后拆除外固定，练习功能活动。也可用前臂皮牵引代替骨牵引。

（二）手术治疗

1. 清创、复位后钢针内固定术　适于开放性骨折。在清创后复位，用 2 枚克氏针自内外髁交叉固定。

2. 切开复位、血管神经的探查术　肱骨髁间骨折合并血管神经损伤者，应考虑手术探查并进行复位内固定。

3. 陈旧性肱骨髁间骨折的手术治疗　对于移位严重未得到正确治疗的陈旧性肱骨髁间骨折，若不进一步治疗，会遗留肘关节功能障碍、肘内翻畸形的病例，可采用手术治疗。常用的手术方法为鱼嘴式手术或骨突切除术。若无前后移位，仅有单纯肘内翻畸形可用肱骨下端楔形截骨术。

五、功能锻炼

早期合理的功能锻炼，可促进患肢血液循环，减少肌肉萎缩，保持肌肉力量，防止关节僵硬，促进骨折愈合。所以，被固定的肢体，均要进行适当的肌肉收缩和放松锻炼。对于没有固定的关节，应及时鼓励患者做主动的功能锻炼，当骨折端已达临床愈合应逐渐加强负重锻炼。

第六节　肱骨内上髁骨折

肱骨内上髁为肱骨内髁的非关节部分，有前臂屈肌群，旋前圆肌和肘部内侧副韧带附着。内上髁后面有尺神经沟，尺神经紧贴此沟通过。肱骨内上髁骨折是肘部损伤中最常见的一种，多见于青少年，约占肘关节骨折的10%，仅次于肱骨髁上骨折与肱骨外髁骨折，占肘部损伤的第三位。

一、病因、病机

肱骨内上髁骨折多由间接暴力所致。当肘关节伸直摔倒时手部撑地，肘关节处于伸直过度外展位，外翻应力使肘关节外翻，同时前臂屈肌群猛然收缩，将内上髁撕脱，发生骨骺分离，牵拉向下向前，甚至旋转移位。同时肘关节内侧间隙暂时被拉开，或发生肘关节后外侧脱位，撕脱的内上髁（骨骺），被夹在关节内。根据骨折块移位程度一般可分为四度。

Ⅰ度：裂缝骨折或者仅有轻度移位，因其部分骨膜尚未完全离断。

Ⅱ度：骨折块有分离和旋转移位，但骨折块仍位于肘关节间隙的水平面以上。

Ⅲ度：由于肘关节受到强大的外翻暴力，使肘关节的内侧关节囊的软组织广泛撕裂，肘关节腔内侧间隙张开，致使撕脱的内上髁被带进其内，并有旋转移位，且被肱骨滑车和尺骨半月切迹关节面紧紧夹住。

Ⅳ度：骨折块有旋转移位并伴有肘关节向桡侧脱位，骨折块的骨折面朝向滑车，并嵌入尺骨鹰嘴和肱骨滑车之间。此类骨折常易被忽略，而被误认为单纯肘关节脱位，仅采用一般肘关节脱位复位方法，致使骨折块嵌入尺骨鹰嘴和肱骨滑车之间，转成Ⅲ度骨折。

二、临床表现

儿童比成年人多见。受伤后肘内侧和内上髁周围软组织肿胀，或有较大血肿形成。临床检查肘关节的等腰三角形关系存在。疼痛，特别是肘内侧局部肿胀、压痛，正常内上髁的轮廓消失。肘关节活动受限，前臂旋前、屈腕、屈指无力。合并肘关节脱位者，肘关节外形明显改变，功能障碍也更为明显，常合并有尺神经损伤症状。发生肱骨内上髁的撕脱骨折时，肘关节内侧组织，如侧副韧带、关节囊、内上髁和尺神经等均可损伤。肘关节内侧肿胀，疼痛，局部皮下可见淤血。压痛局限于肘内侧。有时可触及骨摩擦感。肘关节伸屈和旋转功能受限。

三、诊断与鉴别诊断

伤后肘关节呈半屈伸位，肘关节功能障碍，肘内侧和内上髁周围软组织肿胀，或有较大血肿形成。临床检查肘关节的等腰三角形关系存在。骨折块有分离时，可扪到活动骨块。Ⅰ度、Ⅱ度骨折时仅有肘内侧牵拉性疼痛，关节活动轻度障碍；Ⅲ度骨折时肘关节屈伸明显障碍；Ⅳ度骨折时，肘关节明显畸形，肿胀较严重，肘后三点关系不正常。常合并尺神经损伤，可出现手指尺侧发麻及屈曲无力。肘关节正侧位X射线片可以确定骨折类型和移位方向、程度。

儿童肱骨内上髁骨折，较易与肱骨内髁、桡骨头撕脱骨折有移位者相混淆，儿童肱骨内髁骨骺尚未出现之前（通常6岁），骨化中心的征象不能在X射线片显示出来，骨骺线未闭合，必要时拍对侧肘关节X射线片。

四、治疗

（一）手法

Ⅰ度骨折：用保守治疗可获得良好的功能，采用夹板固定于屈肘90°位2周左右即可。

Ⅱ度骨折：取坐位或平卧位，患肢屈肘45°，前臂中立位，术者以拇、示指固定骨折块，拇指自下向上推挤，使其复位。

Ⅲ度骨折：手法整复的关键，在于解脱嵌夹在关节内的骨折块，将Ⅲ度变为Ⅰ度或者Ⅱ度。先取平卧位，肘关节伸直位。先进行拔伸牵引，握腕部的助手逐渐将前臂旋后、外展，术者一手置于二肘关节外侧向内推，此时内侧间隙增宽，另一手拇指在肘关节内侧触到骨折块的边缘时，助手即极度背伸患肢手指及腕关节，使前臂屈肌群紧张，将关节内的骨折块拉出关节间隙，必要时术者还可用拇指和食指抓住后侧屈肌肌腹的近侧部向外牵拉，及辅助将骨折块拉出关节间隙。

Ⅳ度骨折：手法整复时，应首先整复肘关节侧方脱位，多数随着关节脱位的复位而骨折块亦同时得到复位，少数仍有移位者应再将骨折块加以整复。

（二）固定方法

整复对位完成后，在骨折块的前内下方放一固定垫，用夹板超肘关节、屈肘90°固定2～3周。

（三）手术指征

儿童肱骨内上髁骨折明显移位或者嵌入肘关节内以及伴有尺神经损伤者需要手术治疗。

（四）药物治疗

参照肱骨髁上骨折。

五、功能锻炼

在1周之内做手指的轻微屈伸活动，1周后可逐渐加大力度，但仍禁忌用力握拳、前臂旋转活动。2周后，Ⅰ度、Ⅱ度骨折可开始肘关节屈伸活动，Ⅲ度和Ⅳ度骨折应在3周后开始肘关节屈伸活动。

第七节　肱骨外髁骨折

儿童肘关节有肱骨下端4个骨骺、桡骨头骨骺和鹰嘴骨骺共6个骨骺。肘部各骨骺的出现和闭合都有一定的年龄。

一、病因、病机

暴力直接撞击肱骨外髁而引起骨折者极少见。肱骨外髁骨折多由间接暴力引起，跌倒时肘部先着地，肘关节处于外展位或内收位均可引起肱骨外髁骨折，绝大多数发生在5～10岁儿童。一般多由外力从手部传达至桡骨头撞及肱骨外髁而引起，或因附着肱骨外髁的前臂伸肌群强烈收缩而将肱骨外髁拉脱。分离的骨折块包括整个肱骨外髁、肱骨小头骨骺、邻近的肱骨滑车一部分和属于肱骨头之上的一部分干骺端。由于前臂伸肌群的牵拉，骨折块可发生翻转移位，有的甚至可达 180°。根据骨折块的移位情况可分为无移位骨折、轻度移位骨折和翻转移位骨折三种：①无移位骨折：暴力的作用较小，仅发生骨折，如裂缝骨折或者移位很小的肱骨外髁骨折；②轻度移位骨折：骨折块向外移位，或有 45°以内的旋转移位，骨折块仍位于肱骨小头和肱骨近段骨折面之间；③翻转移位骨折：翻转移位骨折又可分为后移翻转型和前移翻转型。后移翻转型又被称为伸直翻转移位型，此型相对多见；前移翻转型又被称为屈曲翻转移位型，此型少见。

二、临床表现

肱骨外髁骨折外侧肿胀，并逐渐扩散，可及整个关节。肘外侧出现瘀斑，逐渐扩散可达腕部。伤后 2～3 日皮肤出现水疱。肘外侧明显压痛，甚至可发生肱骨下端周围压痛。移位型骨折，可能触到骨擦音及活动骨块。可发生肘外翻畸形，肘部增宽，肘后三点关系改变，肘关节活动丧失。被动活动时疼痛加重，旋转功能一般不受限。

X 射线片显示肱骨小头的骨折线多超过化骨核的 1/2，或不通过小头化骨核，而通过肱骨小头与滑车间沟的软骨在干骺端处有一骨折线。骨折块可向外侧移位。在年幼患者中，大部分骨折块属于软骨性，只骨化中心才在 X 射线片上显影，以致常被误认为仅是一块小骨片的轻微骨折，甚至被漏诊。事实上，骨折块是相当大的一块，几乎等于肱骨下端的一半，属关节内骨折，在 X 射线诊断中必须要摆好正确的投照位置进行投照，诊断时运用熟练解剖关系，严格要求客观、仔细、全面分析，提出准确不误之诊断。若处理不恰当，往往会引起肢体严重的畸形和功能障碍。

三、诊断与鉴别诊断

肱骨外髁骨折患者，肘关节呈半伸直位，活动功能严重障碍，以肘外侧为中心明显肿胀疼痛、局部压痛，骨折块有移位时，可触及突出的骨块及骨擦音。骨折块有翻转移位、驱散肿胀后，可触及光滑的关节面和粗糙的骨折面。但骨折早期，因肿胀局限，肘关节外形无明显变化。

在临床上，肱骨外髁骨折需与肱骨髁上骨折、肱骨下端全骨骺分离及肱骨小头骨骺分离相鉴别。

四、治疗

对于无明显移位的肱骨外髁骨折，屈肘 90°、前臂悬吊胸前处理即可。若骨折有移位，则要求解剖复位，最好争取在软组织肿胀之前，在适当的麻醉下，予以手法整复。晚期未复位者，则视肘关节的外形和功能考虑是否手术。如晚期因肘外翻引起牵拉性尺神经麻痹，可施行尺神经前置术。

(一)整复手法

如单纯向外移位者，屈肘、前臂旋后，将骨折块向内推挤，使骨折块进入关节腔而复位。有翻转移位者，凡属前移翻转型者，先将骨折块向后推按，使之变成后移翻转型，然后用以下方法整复(以右肱骨外髁翻转骨折为例)。

一种方法是患者取仰卧位,助手固定患者上臂近端,术者一手握其腕部,置前臂旋后,屈肘 45°,以另一手拇、食指仔细触摸骨折块,辨认摸清滑车端和外髁端部位及翻转移动方向情况。加大肘内翻,使关节腔外侧间隙增宽,腕关节尽量背伸,以使前臂伸肌群松弛,术者以左手示指或中指扣住骨折块的滑车端,左手拇指扣住肱骨外上髁端,先将骨折块稍平行向后方推移,再将滑车端推向后内下方,把肱骨外上髁端推向外上方,以纠正旋转移位,然后左手拇指向内推压,并将肘关节伸屈、内收、外展,纠正残余移位。此时可感觉到骨折块滑进关节内的空虚感,检查肱骨外髁骨嵴平滑,压住骨折块伸屈肘关节活动良好,且无响声,证明复位成功。另一种方法是用钢针插入顶拨翻转移位的外髁骨折块的上缘,使之复位。

(二)固定方法

采用屈肘位外固定法。取 4 块杉木皮制成小夹板,内侧板上端达腋窝下,其余 3 块小夹板上端与内侧板持平。前侧板下端达肘横纹上 1 cm,其余 3 块小夹板下端超肘关节,采用超肘关节外固定,外髁外后方加一梯形棉花垫,以维持骨位。前臂置于屈肘 90°(邻肢夹角法,下同)、旋后、腕背伸位,用三角巾悬吊于胸前,固定 4～5 周。亦可用四块夹板固定肘关节屈曲位 60°固定 3 周,骨折临床愈合后解除固定。

(三)药物治疗

与肱骨髁上骨折相同。

五、功能锻炼

固定期间应注意观察患肢血液循环,经常调整夹板松紧度,若肱骨外髁处有疼痛时,应拆开夹板检查有无压疮,如皮肤呈局限性暗红色时,应放松夹板或者稍移动位置。

有移位骨折阻碍复位 1 周内,可做手指轻微活动,不宜做前臂强力旋转、握拳、腕关节屈伸活动。1 周后,逐渐加大指、掌、腕关节的活动范围。解除固定后,开始进行肘关节屈伸、前臂旋转和腕、手的功能活动。

第八节 尺骨鹰嘴骨折

尺骨鹰嘴骨折多发生于成年人是肘部常见损伤之一,占全身骨折的 1.17%。尺骨近端后方位于皮下的突起为鹰嘴。尺骨鹰嘴是肱三头肌的附着点,尺骨半月切迹关节面与肱骨滑车关节面共同构成肱尺关节。尺骨鹰嘴骨折是波及半月切迹的关节内骨折。

一、病因、病机

尺骨鹰嘴骨折是肘关节常见损伤之一,多发生于成年人,少年儿童亦可发生,除少数鹰嘴尖端撕脱骨折外,大多数病例是骨折线涉及半月状关节面的关节内骨折。尺骨鹰嘴骨折多由直接暴力引起,低能量的直接暴力可致简单骨折。当高能量损伤的直接暴力作用于肘关节后侧,可造成尺骨鹰嘴粉碎性骨折。同时,强大的外力使尺桡骨同时向前移位,常发生“鹰嘴骨折合并肘关节前脱位”现象。间接暴力使肘关节突然地强力屈曲,鹰嘴被猛烈收缩的肱三头肌撕裂。

二、临床表现

尺骨鹰嘴部有局限性肿胀和疼痛，明显压痛，肘关节屈曲活动疼痛加重，主动伸直活动障碍。骨折有分离移位时，可触及骨折裂隙或者骨擦音。临床上将骨折分为三种：

(一)无移位骨折

多由直接暴力造成，骨折块无移位。

(二)移位骨折

多由间接暴力造成，骨折块有明显移位，骨折线为横断或斜行。

(三)粉碎性骨折

严重的直接暴力造成，骨折碎片多无明显移位。

三、诊断与鉴别诊断

受伤后尺骨鹰嘴部疼痛、压痛明显，局限性肿胀，活动肘痛加剧。分离移位时，主动伸肘功能丧失，可在局部扪及鹰嘴骨折片上移和明显的骨折间隙或骨擦感。肘关节正侧位 X 射线片可明确骨折类型和移位程度。一般根据受伤史、临床表现和 X 射线片结果可以确诊。

四、治疗

无移位的尺骨鹰嘴骨折一般不需要手法整复，有分离移位者需要手法整复；手法整复效果不佳，可行切开复位。

(一)非手术治疗

1. 整复方法　无移位的尺骨鹰嘴骨折一般不需要手法整复，有分离移位者需要手法整复。患者取坐位或仰卧位。若局部肿胀明显，则先在伤肢肘后局部皮肤消毒用注射器作关节穿刺，抽出关节内血肿块。伸直肘关节，令助手维持此位置不变。术者站立于患者伤肢外侧，一手固定骨折远端，如果是粉碎性骨折，则可用固定于远端之手的食指、中指指腹放于碎骨块后方按压碎骨块，另一手的拇指、食指将尺骨鹰嘴近折端骨折块向远折端推挤，使其复位。同时助手将其伤肢肘关节做轻度反复伸屈活动，以矫正骨折端残余错位，促进关节面平整光滑。

2. 固定方法　无移位的尺骨鹰嘴骨折，因伸肘装置多未损伤，屈肘至功能位不会导致骨折端分离，一般采取功能位固定 3 周，亦可固定肘关节于屈曲 20°～60°位 3 周。有移位骨折手法整复后，在尺骨鹰嘴上端置一块有半圆形缺口朝下的抱骨垫，用以顶住尺骨鹰嘴的上端，不使骨折块再向上移位，并用前、后侧超肘夹板固定肘关节 0°～20°位 3 周，之后再逐渐改为固定在屈肘 90°位 1～2 周。亦有人用石膏托、树脂绷带外固定。

3. 药物治疗　内服中药按骨折三期辨证施治。去掉夹板后肘关节局部配合活血通络、理气舒筋之剂熏洗或外敷。

(二)手术治疗

手法整复效果不佳，可行切开复位。骨折移位明显或者属粉碎性骨折，应切开做碎骨片清除，内固定治疗。尺骨鹰嘴骨折合并血管神经损伤者，应考虑手术探查并进行复位内固定。

五、功能锻炼

自复位固定 3～5 日后即指导患者进行握拳、腕关节活动功能锻炼，并禁止肘关节屈伸活动。第4周后，逐渐开始肘关节的自主屈伸运动，严禁暴力被动功能锻炼。

保持肘关节处于伸直位固定，逐渐屈曲肘关节，正确合理的功能锻炼。绑缚应适宜，过松则达不到稳定固定的目的，过紧则易影响血液在肢体远端的供应，应注意观察肢体远端皮肤颜色、温度。

尺骨鹰嘴骨折并发症包括运动丧失、不愈合、尺神经麻痹、畸形愈合以及创伤后关节炎等。尽量做好初次固定，稳定固定，治疗后积极功能锻炼，必要时的尺神经前置术可以减少后遗症的发生。

第九节　桡骨头颈部骨折

桡骨头颈部骨折是临床常见的骨折类型之一，占全身骨折的0.8%，属于关节内骨折。由于其解剖结构复杂，比一般骨折难以处理，治疗结果关系到肘关节的稳定性和前臂的功能，因此正确的临床治疗尤显重要。

一、病因、病机

桡骨头颈部骨折多见于青壮年。多由间接暴力所致，如跌倒时手掌着地，暴力沿桡骨向上传达，引起肘过度外翻，使桡骨头撞击肱骨小头，反作用力使桡骨头受到挤压而发生骨折。儿童由于桡骨近端薄弱，暴力作用可造成头骺分离或干骺端骨折，即桡骨颈骨折。如暴力继续作用，肘关节进一步外翻，则造成肘关节内侧副韧带支持结构的损伤——内侧副韧带损伤或者肱骨内上髁撕脱骨折；而伸肘位时尺骨鹰嘴紧嵌于鹰嘴窝内可造成尺骨鹰嘴骨折；桡骨结节对尺骨的顶压可导致尺骨上段骨折；由于外翻暴力的影响，桡神经与桡骨头关系又极为密切，故容易受到挤压或牵拉而致伤；桡骨头颈部骨折伤后还常合并肱骨内上髁、尺骨鹰嘴骨折及桡神经正中神经、尺神经损伤。

二、临床表现

桡骨头处有明显疼痛感、压痛及前臂旋转痛。桡骨头处局限性肿胀，并可伴有皮下淤血。肘关节屈伸、前臂旋转活动明显障碍。还可伴有桡神经损伤。

依据影像学所见，一般分为以下四种类型：

(一)无移位型

指桡骨颈部的裂缝及青枝骨折，此型稳定，一般无需复位。多见于儿童。

(二)嵌顿型

多系桡骨颈骨折时远侧断端嵌入其中，此型亦较稳定。

(三)歪戴帽型

即桡骨颈骨折后，桡骨头部骨折块偏斜向一侧，犹如头戴法兰西帽姿势。

(四)粉碎型

指桡骨、颈及(或)头部骨折呈三块以上碎裂者。

三、诊断与鉴别诊断

患者有明显的外伤史，局部疼痛、肿胀，前臂屈伸功能障碍，前臂旋转功能受限，以旋后运动受限明显。如合并伴有肘关节脱位，肘部明显畸形，肘窝部饱满，前臂外观变短，尺骨鹰嘴后凸，肘后部空虚和凹陷，出现肘后三角关系破坏的表现。一般X射线检查，可以确诊。

四、治疗

对于无移位或轻度移位骨折采用非手术保守治疗为主，移位明显者采用切开复位内固定术。

(一)无移位及嵌入型

仅在肘关节用上肢石膏托或石膏功能位固定3～4周。

(二)轻度移位者

施以手法复位，在局麻下，在助手的持续的牵引条件下，由术者一手拇指置于桡骨头处，另一手持住患者腕部在略施牵引情况下快速向内、外两个方向旋转运动数次，一般多可复位。

(三)移位明显者

先复位不佳者，可行桡骨头切开复位，必要时同时行内固定术。在桡骨头严重粉碎性骨折，无法重建修复桡骨头时，可行桡骨头切除术，也可在切除后内置人工桡骨头。14岁以下儿童不宜做桡骨头切除术。

五、功能锻炼

复位成功后即可进行简单的手指及腕关节的屈伸活动，2～3周后，可以开始肘关节屈伸功能训练。合理的功能锻炼有助于功能最大限度恢复，采取循序渐进的原则，早期以被动活动为主，晚期则改为主动活动为主，并根据骨痂生长情况，给予适当的负荷锻炼，促进功能康复。

第十节 尺桡骨干双骨折

尺桡骨干双骨折较常见，青少年占多数。

尺骨上端粗，下端细；桡骨上端细，下端粗。尺桡骨借上、下尺桡关节及两骨干间的骨间膜相连接。骨间膜是坚韧的纤维组织，附着于两骨嵴间，其纤维由桡骨斜向内下走行，抵止于尺骨嵴。骨间膜对稳定上、下尺桡关节，维持前臂旋转功能起重要作用。前臂在中立位时，骨间隙最大，骨干中部最宽，为1.5～2 cm，骨间膜上下均紧张，尺桡两骨稳定。桡骨上、中、下1/3处分别有旋后肌、旋前圆肌、旋前方肌附着，骨折后，容易发生旋转移位。

一、病因、病机

直接暴力或者间接暴力均可引起尺桡骨双骨折。

(一)直接暴力

重物压砸或撞击，多使尺桡骨在同一平面形成横形、粉碎形或多段骨折，常合并严重的软组织损伤。

（二）传达暴力

伤时手掌着地，其致伤暴力的传递与年龄有关。成人，暴力主要沿桡骨传递，桡骨骨折后，残余暴力沿着骨间膜传至尺骨，引起尺骨骨折，故桡骨骨折线高，多为横形；尺骨骨折线低，多为短斜形。儿童，暴力沿尺桡双骨传递，易致中 1/3 尺桡双骨折。

（三）扭转暴力

伤时手掌着地，躯干倾斜，暴力主要沿尺骨传递，引起骨折时尺骨骨折线高，桡骨骨折线低，多为双骨斜形或螺旋形骨折（见图 2-3）。

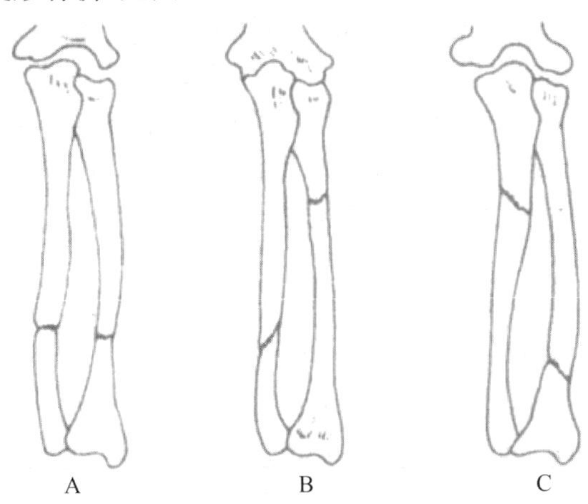

图 2-3　不同外力所致的桡尺骨干骨折

注：A. 直接暴力；B. 传达暴力；C. 扭转暴力

（四）骨折类型

1. 青枝型　见于儿童。骨折位于中下 1/3，折线同平面，多为掌侧成角畸形。

2. 完全型　见于成人。骨折线不在同一平面，以横形、短斜形多见，可有侧方、重叠、成角、旋转移位。

（五）骨折特点

1. 儿童多为青枝骨折，掌侧成角多见。

2. 完全骨折，桡骨多有旋转移位，因旋肌牵拉桡骨而致。桡骨上 1/3 骨折，近端旋后，远端旋前；中、下 1/3 骨折，近端中立位，远端旋前。

3. 再移位倾向大，为旋肌的牵拉力和剪力所致。

4. 容易遗留前臂旋转功能障碍，由残余的成角、侧方移位及尺、桡关节囊的挛缩引起。

二、临床表现

伤后前臂肿胀、疼痛，肢体畸形，旋转功能障碍。完全骨折可扪及骨擦音，青枝骨折局部压痛明显，有纵向叩击痛。X 射线摄片可以明确骨折类型及移位情况。摄片应包括上、下尺桡关节，注意有无脱位。

三、诊断与鉴别诊断

前臂外伤史，前臂肿胀、疼痛、旋转功能障碍，青枝骨折前臂多有掌成角畸形，局部可查及压痛，并有纵向叩击痛，完全骨折有骨擦音和异常活动。X射线片显示，青枝骨折线多位于尺桡骨中1/3，并向掌侧成角；完全骨折线多不在同一平面，断端可为横形、短斜形、粉碎形，多有旋转、重叠或侧方移位。

成人尺桡骨干双骨折应与特殊型孟氏骨折相鉴别，X射线摄片可明确诊断。

四、治疗

尺桡骨干无移位骨折，浸敷活血化瘀药酒，夹板固定，患肢用三角巾悬吊胸前，儿童固定3～4周，成人固定5～6周。尺桡骨干青枝骨折，单纯掌成角移位者，按三点加压法放置压垫，夹板固定后，再行手法复位，可避免手法失误加重骨折移位。尺桡骨干严重粉碎骨折，夹板压垫固定后，用牵引和掌背侧挤按手法整复，可消除成角，改善尺桡骨力线，矫正旋转移位。至断端连接，骨折稳定后，尽早进行前臂旋转功能锻炼。其他类型的尺桡骨移位骨折，整复时，先矫正成角及旋转移位，再矫正重叠或侧方移位。尺桡骨开放性骨折，伤口在3 cm以内，创缘整齐，污染不严重者，清创缝合后，可行手法整复，小夹板固定。整复失败者可行手术治疗。

(一)整复方法

1.青枝骨折　压垫三点加压放置，夹板固定后，近端助手握持肘部，远端助手握持大、小鱼际部牵引，术者双手掌分别置于骨折处的掌背侧部，十指交叉，合力挤按骨折成角部位，远端助手在持续牵引下配合屈曲腕关节，以协助整复。

2.严重粉碎骨折　压垫、夹板固定后，近端助手握持肘部，远端助手握持大、小鱼际部持续牵引2～3 min，以矫正成角移位。在维持牵引下术者双掌根沿前臂掌背侧由近向远挤按，通过掌背侧分骨垫挤压骨折碎块，矫正侧方移位，使尺桡骨骨间隙恢复正常。

3.其他类型的移位骨折　患者平卧，肩外展70°，屈肘90°，在臂丛神经麻醉下，选择下列手法整复。

近端助手握持肘上部，远端助手握大、小鱼际部，顺势对抗牵引3～5 min，以矫正成角和重叠移位。然后，根据桡骨骨折近端的旋转移位方向，调整远端的牵引位置。桡骨骨折线位于上1/3者，因近折端旋后，将前臂置于旋后位牵引；桡骨骨折线位于中、下1/3时，前臂置于中立位牵引。牵引力量应持续、稳定，不可忽紧忽松，摇摆晃动。然后，采用分骨、折顶、挤按及回旋等手法整复，注意矫正残余移位，断面紧密接触。

(二)固定方法

1.固定范围　掌、背侧夹板超腕关节固定，防止旋转移位。

2.固定器材　掌、背、尺、桡侧夹板共4块。分骨垫2块，成人长6～7 cm，儿童长4～5 cm，平垫3～4块，高低垫2块。

(三)固定要点

1.平垫　侧方移位按两点加压法放置；成角移位按三点加压法放置。

2.高低垫　用于骨折远近端有掌、背侧异向移位倾向时，按两点加压法放置。

3.分骨垫　用于骨折有旋转移位，骨间隙变窄时。骨折线不在同一平面时，分骨垫放在两骨折线之间；骨折线在同一平面时，分骨垫的中点正对骨折线放置(见图2-4)。

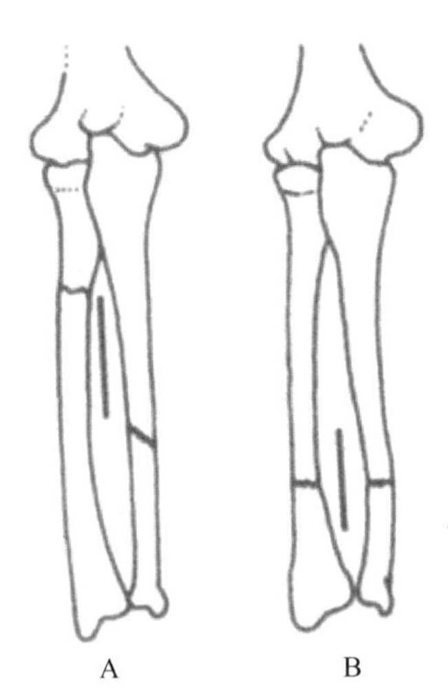

图 2-4　分骨垫放置方法

注：A. 骨折线不同平面放置法；B. 骨折线同平面放置法

（四）中立位托板

夹板固定后，肘关节屈曲 90°，伤肢置中立位托板上，悬吊胸前。

（五）固定时间

儿童固定 3～4 周，成人固定 6～7 周。

（六）药物治疗

按照用药原则进行辨证施治。

五、功能锻炼

复位固定后早期应注意观察患肢血液循环及夹板松紧度，防止前臂缺血性肌挛缩的发生。复位后前 3 周，每周 X 射线透视复查骨折对位情况 1 次，短斜形骨折容易发生再次移位，需及时矫正。复位固定后，可作耸肩、旋肩、握拳锻炼。3～4 周可做小云手，5～6 周可做大云手锻炼。

第十一节　尺骨上 1/3 骨折合并桡骨头脱位

尺骨上 1/3 骨折合并桡骨头脱位又称孟氏（Momeggia）骨折，是指半月切迹以下的尺骨上 1/3 骨折，伴桡骨头自肱桡关节、上尺桡关节脱位。这种骨折可发生于各种年龄段，但以儿童多见。桡神经在桡骨头附近分为深浅两支，深支穿旋后肌走行于前臂背侧，浅支伴桡动脉走行于掌桡侧。脱位的桡骨头可牵拉桡神经造成损伤。

一、病因、病机

直接暴力或间接暴力均可造成尺骨上 1/3 骨折并桡骨头脱位，但以间接暴力多见。幼儿发生孟氏骨折时，可以仅见尺骨上 1/3 骨折而无桡骨头脱位，似乎更支持先骨折后脱位的观点。间接或者直接暴力致伤时，先造成尺骨上 1/3 骨折，残余暴力的牵拉，可引起环状韧带撕裂和桡骨头脱位。根据暴力的性质及受伤时肘关节位置的不同，可引起伸直型、屈曲型、内收型、特殊型等骨折。

(一)骨折类型

1.伸直型　多见于儿童。肘关节伸直和过伸位跌倒，前臂旋后，掌心触地，身体重力自肱骨传向下方，地面反作用力通过掌心传向上方，造成尺骨斜形骨折。残余暴力转移至桡骨上端，迫使桡骨头冲破环状韧带，向前外方脱位。骨折断端向掌桡侧成角。如外力直接打击尺骨背侧，亦可造成伸直型骨折，此时折线为横断或者粉碎形。

2.屈曲型　多见于成人。肘关节屈曲，前臂旋前位跌倒，掌心触地，躯干重力通过肱骨传向后下方，地面反作用力由掌心向上传，在尺骨较高部位发生骨折。骨折线呈横断或短斜形，桡骨头由于肘关节屈曲及向后传达的残余暴力作用，使其向后外方脱位。骨折向背、桡侧成角。

3.内收型　常见于幼儿。上肢在内收位向前跌倒，暴力自肘内方推向外方，在尺骨喙突部发生横形骨折，或纵行劈裂骨折。虽然骨折移位少，但多有向桡侧成角，桡骨头向外侧脱位。

4.特殊型　较少见。为机器绞轧或重物撞击所引起，先造成尺、桡骨干中上1/3骨折，再引桡骨头向掌侧脱位。

(二)骨折特点

尺骨骨折多有成角，桡骨头脱位方向与骨折成角方向一致，伸直型骨折较多见，屈曲型骨折畸形难矫正，儿童多为伸直型或内收型骨折，内收型骨折易合并桡神经深支损伤。

二、临床表现

伤后肘部及前臂肿胀、疼痛，前臂旋转功能及肘关节伸屈功能障碍。移位明显者，可见尺骨成角畸形。肘部可摸到脱出的桡骨头，在骨折和脱位处可查得压痛。被动旋转前臂时有锐痛，并可引出骨擦音及假关节活动。检查时应注意腕和手指的感觉及运动功能，以便确定有无合并桡神经损伤。X射线片正、侧位检查可以明确骨折类型及移位情况。X射线片应包括肘、腕关节，以便发现有无合并下尺桡关节脱位。

三、诊断与鉴别诊断

肘部或前臂外伤史，前臂及肘部疼痛、肿胀、功能障碍，骨折处和脱位处可查得压痛，尺骨骨折处畸形，可查得骨擦音或假关节活动。X射线片显示尺骨上1/3骨折、桡骨头脱位。儿童内收型骨折应与尺骨鹰嘴骨折相鉴别。因桡骨头脱位可自动还纳，故一旦发现尺骨上1/3骨折，便可视作孟氏骨折。

四、治疗

(一)治疗方案及原则

1.伸直型、屈曲型骨折先整复桡骨头脱位，再整复尺骨骨折，复位后小夹板固定4～6周。

2.内收型骨折先矫正尺骨向桡侧的成角，再矫正桡骨头脱位。复位后屈肘90°，前臂旋后位固定3～4周。

3.特殊型骨折先整复桡骨头脱位。2周后，至桡骨头已稳定，再整复尺桡骨骨折移位。复位后，用尺桡骨干双骨折夹板固定5～6周。

4. 桡神经深支损伤，多为牵拉伤或者桡骨头挫击伤，一般可自行恢复。

5. 整复失败者或者整复后位置再次移位者可行手术治疗。

（二）外治法

1. 整复方法

（1）伸直型：患者仰卧或坐位，肩略外展，肘关节伸直，前臂中立位。近折端助手握持上臂下段，远折端助手握持腕部，行拔伸牵引 2～3 min，矫正重叠移位。术者双手拇指置于桡骨头桡侧和掌侧，向尺侧、背侧推挤，同时嘱牵引远端的助手徐徐将肘关节屈曲至 90°，使桡骨头复位。尺骨的重叠移位，向掌侧、桡侧的成角移位也可得到矫正。如尺骨仍有残余移位，嘱近端助手固定住桡骨头，防止再次脱位。然后术者捏住骨折断端进行分骨，并加大骨折处向掌侧的成角，再向背侧按压，使尺骨复位。亦可术者紧捏尺骨骨折断端，远端助手在牵引下小幅度反复旋转前臂，并慢慢屈曲肘关节至 120°位，利用桡骨的支撑作用使尺骨复位。

（2）屈曲型：患者仰卧，肩外展 70°，肘关节半伸屈位。近折端助手握持上臂下段，远折端助手握持腕部，持续牵引 2～3 min，矫正重叠移位。术者双拇指置于桡骨头的背侧和桡侧，向掌侧、尺骨推挤，使桡骨头复位。然后术者两手分别捏住尺骨骨折的远近骨折端进行分骨，并将远折端向掌侧挤按，使尺骨复位。

（3）内收型：采用拳击法整复。患肘屈曲，前臂置中立位，肘部尺侧垫棉垫。近折端助手握持上臂下段，远折端助手握持腕部，微用力牵引。术者扪准桡骨头后，拳击桡骨头桡侧 2～3 次，利用桡骨挤压尺骨的角顶，矫正尺骨向桡侧的成角。尺骨向桡侧的成角畸形消除，桡骨头便能顺利复位。

（4）特殊型：患者仰卧，肩外展 70°，肘关节伸直或者半伸直位。近折端助手握持上臂下段，远折端助手握持腕部，持续牵引 3～5 min，矫正重叠移位。术者双拇指置于桡骨头掌侧，向背侧推挤，使桡骨头复位。然后使肘关节屈曲至 90°，前臂旋后，术者用分骨、成角反折、提按手法整复尺骨移位。如仍有少许残余移位，可在桡骨头稳定后再矫正。

2. 固定方法

（1）压垫放置：以尺骨骨折平面为中心，于前臂的掌侧与背侧各置一份骨垫。平垫放置于伸直型骨折的掌侧，屈曲型骨折的背则，以及尺骨内侧的上、下端。葫芦垫放置于伸直型和特殊型骨折的前外侧，屈曲型骨折的后侧、内收型骨折的外侧，用胶布固定。然后放置长度适宜的夹板，用 4 道布带扎缚。

（2）固定位置：伸直型、内收型和特殊型骨折固定于肘关节极度屈曲位 2～3 周，待骨折稳定后，改为肘关节屈曲 90°位固定 2 周。屈曲型骨折固定于肘关节伸直位 2～3 周后，改为肘关节屈曲 90°位固定 2 周。

（三）内治法

早期疼痛肿胀严重者，可内服桃红四物汤或云南白药，以活血化瘀，消肿止痛。解除夹板后，患肢功能障碍者，可用活血化瘀、舒筋活络中药熏洗患肢。

五、功能锻炼

骨折固定后，应抬高患肢，并注意观察伤肢血液循环情况。早期，可做腕、手指的伸屈活动，3 周后可行前臂的旋转活动及肘关节的屈伸活动。桡骨下 1/3 骨折合并。

第十二节　下桡尺关节脱位

桡骨下 1/3 骨折合并下桡尺关节脱位亦称盖氏(Galeazzi)骨折，多见于成人，儿童较少见。桡骨下 1/3 骨折极不稳定，整复固定较难，下桡尺关节脱位容易漏诊，造成不良后果。故对这种损伤应给予足够重视。

一、病因、病机

(一)病因

1. 直接暴力　机器绞轧或者打击伤，造成桡骨下段骨折，远折端移位，引起下尺桡关节脱位，可合并尺骨下段骨折。

2. 间接暴力　滑跌时手部着地引起。如前臂旋前，手掌着地，桡骨远折端多向背桡侧移位；前臂旋后，手背着地，桡骨远折端多向尺掌侧移位。儿童桡骨下段骨折时，可合并尺骨下端骨骺分离。

(二)骨折类型

1. 儿童型　桡骨下段骨折，合并尺骨远端骨骺分离。

2. 伸直型　骨折远端向背桡侧移位，骨折线多为短斜形或横形、粉碎形。

3. 屈曲型　骨折远端向掌尺侧移位，骨折线多为螺旋形或长斜形。

4. 特殊型　桡骨、尺骨下端骨折，下尺桡关节脱位，尺骨多有成角畸形。

(三)骨折特点

1. 再次移位倾向力大，属不稳定性骨折。

2. 下尺桡关节脱位易漏诊，尤其是上下(远近)方向脱位，桡骨骨折重叠移位，提示有上下方向脱位。

二、临床表现

前臂肿胀、疼痛，骨折处向掌侧或背侧成角畸形，并有骨擦音。腕部肿胀、压痛，下尺桡关节松弛并有挤压痛。X 射线片可明确骨折类型及移位情况。X 射线摄片时必须包括腕关节，以观察有无下尺桡关节脱位及尺骨茎突骨折。下尺桡关节间隙大于 3 mm，或桡骨骨折重叠移位、尺骨茎突背侧移位者，均提示有下尺桡关节脱位。

三、诊断与鉴别诊断

1. 桡骨下段骨折

(1)患处成角或短缩畸形。

(2)患处肿胀及压痛。

(3)有骨擦音及前臂旋转功能障碍。

(4)X 射线摄片可提示骨折线走行及移位情况。

2. 下尺桡关节脱位

(1)尺骨头背侧突隆畸形。

(2)患腕肿胀疼痛。活动腕部可诱发疼痛。

(3)下尺桡关节压痛,向掌侧、桡侧按压时有松动感。

(4)X 射线摄片尺骨头向背侧移位,属背侧脱位。下尺桡关节间隙大于 3 mm,提示分离脱位。桡骨下段骨折重叠,提示远近方向脱位。

盖氏骨折应与桡骨干单骨折、桡骨远端骨折相鉴别。鉴别要点见桡骨干单骨折。

四、治疗

(一)治疗原则

1. 整复桡骨骨折为主。

2. 先整复桡骨尺桡侧移位,再整复掌背侧移位。

3. 整复失败者或者整复后位置再次移位者可行手术治疗。

(二)治疗方案

1. 儿童型同桡骨远端骨折的整复和固定,固定时间 3～4 周。

2. 特殊型先整复尺骨成角移位,再矫正桡骨移位、下尺桡关节脱位。

3. 伸直型、屈曲型按下述整复固定治疗。

(三)外治法

1. 整复方法

(1)牵引:患肘屈曲 90°,前臂置中立位。近折端助手握住前臂近端,远折端助手分别握住患手大、小鱼际进行对抗牵引,重点牵引大鱼际。

(2)回旋:用于斜形或者螺旋形骨折有背向移位者。在微牵引下,术者一手固定近折端,另一手使远折端向尺侧或桡侧回旋,矫正背向移位。

(3)挤按:用于横形骨折,远折端向尺侧或桡侧移位者。术者双拇指分别挤按骨折远、近端,矫正尺桡侧侧方移位,使骨折成为单纯的掌背重叠或侧方移位。

(4)折顶:用于横形骨折掌背侧重叠或侧方移位时,术者双手拇指与其余四指分别置于骨折远近端掌背侧,先加大成角,至重叠消除后,再反折顶按,矫正掌背侧侧方移位。

(5)合挤:在患腕尺桡两侧向中心合挤,矫正下尺桡关节分离移位。随骨折移位整复,关节其他方向脱位多能自行矫正。

2. 固定方法

(1)位置:伸直型固定在旋前位;屈曲型固定在旋后位,患腕固定在尺偏位。

(2)夹板:同尺桡骨干双骨折夹板。

(3)压垫:骨折远近端掌背侧可放置平垫。下尺桡关节处放置 1.5 cm 宽、8 cm 长的合骨垫。

(4)要点:同尺桡骨干双骨折。需尺偏固定时,桡侧板超过腕关节,尺侧板不超过腕关节。

(四)内治法

根据骨折三期用药原则进行辨证施治。

五、功能锻炼

骨折复位固定后,患手即可进行伸指和握拳功能锻炼。早期应限制前臂的旋转活动,防止引起骨折再次移位。

第十三节　手腕部损伤

腕关节由桡尺骨远端和腕骨组成，桡骨远端为松质骨，关节面以上 2～3 cm 处为坚质骨与松质骨交界处，是桡骨下段的薄弱环节，易发生骨折。桡骨远端关节面有两个倾斜角：侧面观桡骨远端背侧面边缘长于掌侧，故关节面向掌侧倾斜 10°～15°形成掌倾角；正面观桡骨远端外侧茎突较其内侧长 1～1.5 cm，故关节面向尺侧倾斜 20°～25°形成尺偏角。下尺桡关节的稳定依靠三角纤维软骨和下尺桡韧带维持。三角软骨盘的基底部附着于桡骨的尺骨切迹边缘，尖端附着于尺骨茎突，其掌、背侧与关节囊相系。因此，三角软骨除有连接尺桡两骨远端维持关节稳定的功能外，尚有间隔下尺桡关节与腕关节和供给尺骨头与近排腕骨间平滑关节面的作用。前臂旋转时桡骨下端以尺骨头为中心回旋，三角软骨可限制其下尺桡关节分离。当桡骨下端发生骨折并有移位时，三角软骨随桡骨远端过度旋转，可导致三角软骨破裂或尺骨茎突骨折。

腕骨脱位类型很多，但以月骨脱位常见。月骨脱位是腕骨脱位中最常见者。中腕关节（亦称腕横关节）为一球窝关节，由近排腕骨（舟状骨、月骨、三角骨）构成关节窝；远排腕骨（大多角骨、小多角骨、头状骨和钩骨）构成关节头。骨间韧带和腕辐状韧带维持中腕关节的稳定性。

腕关节的运动由桡腕关节和中腕关节两部分组成，其运动形式有掌屈、背伸、内收、外展，以及环转运动。月骨居于近排腕骨正中，其近端凸面和远端凹面分别与桡骨远端和头状骨构成关节；内侧和外侧则分别与三角骨、腕舟骨相邻。故月骨四周均为软骨面；月骨前面即为腕管，内有屈指肌腱和正中神经通过。

月骨与桡骨下端间分别由桡月掌、背侧韧带相连（见图 2-5），月骨的血运通过韧带中的营养血管维持。桡腕掌侧韧带稍长，桡腕背侧韧带较短，故腕骨在掌屈时较松动，而背伸时紧密挤靠，加之月骨掌侧较宽，背侧较尖窄，所以月骨易于向掌侧脱位。

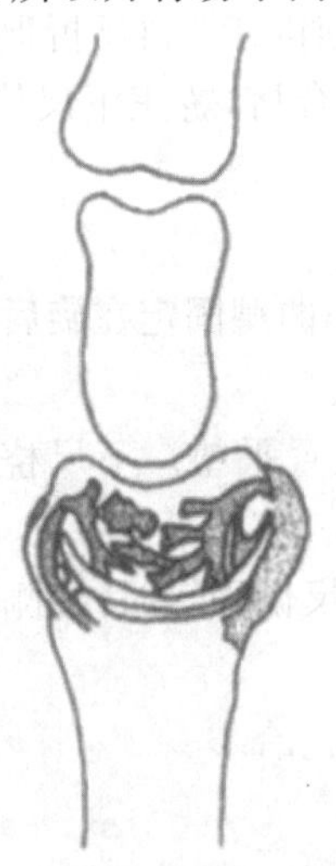

图 2-5　月骨与桡骨的连接及血运

掌指关节为髁状关节，由掌骨头和第 1 指节基底部构成，第 2～5 指的掌指关节为球窝关节，有屈伸、收展与环转的功能，关节的两侧、掌侧和背侧均有副韧带。掌骨头侧观呈圆形，从旋转轴到掌侧关节面比到掌骨头远端关节面的半径为长，因此副韧带在屈曲关节时紧张，在伸直时松弛。此韧带与关节囊掌指板共同维持掌指关节的稳定性。此外，掌指关节以屈曲功能强，伸直功能弱，故过伸时易产生脱位。掌指关节囊的掌侧板，是一种较厚的纤维软骨样组织。此组织在掌指关节全脱位时，可嵌入掌骨头背侧及近节指骨基底之间，导致复位困难。

指间关节由近节指骨滑车与远节指骨基底部构成，为一屈戌关节。其运动形式为屈伸运动。关节囊的两侧有侧副韧带附着。

腕舟骨由结节部、腰部和体部三部分组成，呈长弧形，形似舟状，故而得名。腕骨共 8 块，排成远近 2 排。腕舟骨位于近排桡侧，与周围腕骨及桡骨远端分别构成腕骨间关节及部分桡腕关节，舟骨在其位置上连接着远、近两排腕骨，似一个连杆。任何作用在腕横关节的力量，都会作用在舟骨腰部，加之腰部细小为力学上的薄弱点，故此处最容易骨折，占全部腕舟骨骨折的 70%。

腕关节的活动，是由桡腕关节和腕横关节（两排腕骨间关节）及第 1 掌骨、第 2 掌骨之间关节的运动组合而完成的。由于腕舟骨斜跨于远、近两排腕骨之间，并随腕关节活动，摇摆于腕横关节之间，其腰部正好横跨于腕横关节活动线上，如腰部发生骨折，两排腕骨间的活动势必深入到骨折，使骨折端形成异常活动，故骨折端承受的剪力很大，固定困难，对骨折愈合极为不利。

腕舟骨血液供应较差，除腰部和结节部有来自背侧和掌侧桡腕韧带的营养小血管供应外，其余部分的表面多有关节软骨覆盖，无营养小血管进入腕舟骨供给血液，成为影响骨折愈合的重要因素之一。将近 1/3 的人在舟骨腰部近端没有血管孔。腰部骨折时，如果破坏了从远端及腰部来的血管，就可能造成骨折近端缺血性改变，骨折越靠远端，血供越好。

掌骨为小管状骨，共有 5 块。各掌骨全长均位于皮下，由近侧的掌骨底、掌骨干（体）及远侧的掌骨头组成。第 1 掌骨掌骨干短粗，不易损伤，而基底部位于掌指关节，活动范围大，损伤机会多。第 2 掌骨、第 3 掌骨细长，手呈握拳状时，其掌骨头较突出，击物时易首先受力而致骨折。第 5 掌骨短细，位于尺侧，最为暴露，遭受暴力打击机会相对较多，常在掌骨颈部发生骨折。

掌指关节系掌骨头与近侧指骨构成的髁状关节，对有效发挥手指功能起关键性作用。每个掌指关节均有一个单独的关节囊，较松弛；关节两侧有侧副韧带加强。在关节处伸直位固定过久，侧副韧带因挛缩而变短。第 2～5 掌指关节囊间，有掌深横韧带使其连接，故其活动范围相对第 1 掌骨较小。第 2～5 掌骨骨折时，骨折远端的掌骨头移位时常被横韧带嵌夹造成复位困难。掌指关节周围存在内、外在肌，内在肌包括蚓状肌、骨间肌，保持关节伸屈平衡；外在肌包括指屈浅肌、指屈深肌、指屈长肌，指总伸肌、固有示指伸肌、小指肌、拇长展肌、拇短伸肌以及拇长伸肌。内、外在肌共同维持关节稳定于功能位，以发挥各手指最有效的功能。

指骨共 14 块，除拇指为 2 节指骨外，其余四指均为 3 节。指骨周围附着的肌肉和肌腱收缩牵拉，可影响骨折的移位。在治疗过程中，如处理不及时或处理不当，可导致骨折畸形愈合，或造成关节囊挛缩，或骨折端与邻近肌腱发生粘连而导致关节功能障碍，甚至关节僵硬，对手的功能影响较大。

一、桡骨远端骨折

桡骨远端骨折是指桡骨远端 3 cm 范围内的骨折，又称桡骨下端骨折。

(一)病因、病机

桡骨下端骨折临床较为常见,多见于老年人及青壮年人。直接暴力和间接暴力均可造成骨折。但多为间接暴力引起。根据受伤的机制不同,可发生伸直型骨折、屈曲型骨折两种类型(见图 2-6)。

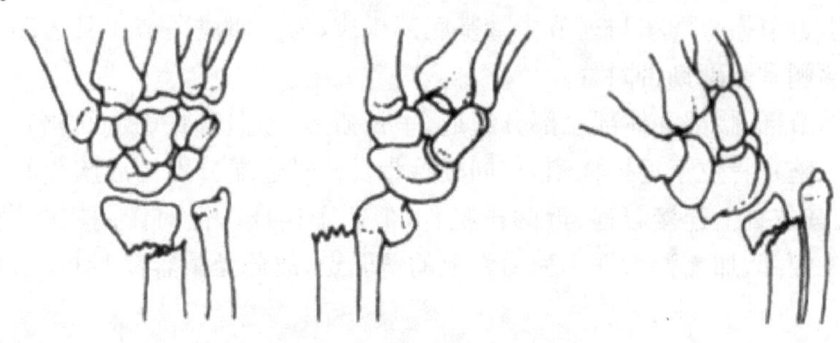

图 2-6 桡骨远端骨折类型

1. 伸直型骨折 伸直型桡骨远端骨折又称科雷(Colles)骨折,临床多见。跌倒时,患肢腕关节呈背伸位,手掌部着地,躯干向下的重力与地面向上的反作用力交集于桡骨下端而发生骨折。骨折的远端向背侧和桡侧移位,腕部及手部形成“餐叉样”畸形。桡骨远端关节面改向背侧倾斜,向尺侧倾斜减少或者完全消失,甚至形成相反的倾斜。常合并有下尺桡关节脱位及尺骨茎突骨折。老年人骨质疏松骨折常呈粉碎形并可波及关节面,此类骨折若畸形愈合可对腕关节的功能产生严重障碍。

2. 屈曲型骨折 屈曲型桡骨远端骨折又称史密斯(Smith)骨折,临床少见。跌倒时,腕关节呈掌屈位,手背先着地,传达暴力作用于桡骨远端而造成屈曲型骨折,骨折的远端向掌侧和桡侧移位,手腕部形成“锅铲样”畸形。桡骨远端的背侧被外力直接打击、骑摩托车跌倒时亦可造成此型骨折。

(二)临床表现

患者多为跌倒受伤,少数病例由外力直接打击腕部所致。临床以伸直型常见,占桡骨远端骨折的 90%。多发生于中老年,女性多于男性。伤后腕关节局部疼痛肿胀,腕关节活动障碍,手指作握拳动作时疼痛加重,桡骨下端压痛明显,有纵向叩击痛,部分病例可触及骨擦感;有移位骨折常有典型畸形,伸直型骨折远端向背侧移位时,从侧面可见典型“餐叉样”畸形,向桡侧明显移位时,呈“枪上刺刀状”畸形,缩短移位时,可扪及桡骨茎突上移。屈曲型骨折远端向掌侧移位并有重叠时,可见“锅铲状”畸形。巴尔通、反巴尔通骨折基本上与伸直型和屈曲型骨折相似。腕关节正位与侧位照片可明确骨折类型和移位情况。但无移位骨折畸形不明显,应注意不可漏诊。

(三)诊断与鉴别诊断

根据患者受伤史,临床症状、体征及 X 射线检查可作出诊断。

无移位骨折或不完全骨折时,肿胀多不明显,患者仅感局部轻微疼痛,也可有环形压痛和纵向叩击痛,腕和指运动不便,须注意与腕部软组织扭伤相鉴别,腕部软组织扭伤多无环形压痛。伸直型桡骨远端骨折与巴通骨折、屈曲型桡骨远端骨折与反巴通骨折的临床表现相似,主要依靠 X 射线进行鉴别诊断。

X 射线片要注意观察:骨折线位置、走向、骨折移位的方向和程度、骨折线是否涉及关节面、是否合并尺骨茎突骨折等。典型的伸直型骨折可见骨折远端向背、桡侧移位；骨折处向掌侧成角，骨折端重叠，骨折处背侧骨质嵌入或粉碎骨折。远端骨折块有时呈现旋后移位，掌倾角及尺偏角减小或呈负角。X射线片上常见合并有尺骨茎突骨折及不同程度的分离，严重者向桡侧移位。如无尺骨茎突骨折，而桡骨远折端向桡侧移位明显时，说明有三角纤维软骨盘的撕裂。

屈曲型骨折在X射线片上的典型征象是：骨折线斜行，自背侧关节面的边缘斜向近侧和掌侧，骨折远端连同腕骨向掌侧及向近侧移位；亦有少数骨折线呈横形，自背侧通达掌侧，未波及关节面。掌侧骨皮质常见碎裂，屈曲型骨折较少发生嵌插，尺骨茎突骨折亦少见。

（四）治疗

伤后紧急处理用夹板初步固定并用三角巾悬于胸前，再进一步检查治疗。无移位骨折或不全骨折，仅用夹板固定即可。移位骨折须根据骨折类型采用相应的方法整复固定。陈旧性骨折畸形愈合者，可切开复位内固定。

1. 手法复位

（1）伸直型骨折

1）三人复位法：复位时患者取坐位或者卧位，肩外展90°，肘屈90°，前臂中立位。①第1步：采用拔伸牵引手法矫正重叠移位。令近端助手握住患肢前臂上端，远端助手双手握住患肢手掌部，先沿畸形方向然后沿前臂纵轴方向进行拔伸牵引。②第2步：横挤、尺偏腕关节，纠正侧方移位。术者一手置于骨折远端的桡侧，另一手置于骨折近端的尺侧相对横挤，同时令远端助手将患肢腕关节极度尺偏，以纠正桡侧移位，恢复尺偏角。③第3步：端提、屈曲（或伸直）腕关节，纠正骨折的掌背侧移位，恢复掌倾角。术者双手拇指置于骨折远端的背侧，余指置于骨折近端的掌侧，相对用力挤压端提，同时令远端助手将腕关节极度屈曲，以纠正骨折的背侧移位和恢复掌倾角。注意保持腕部在旋前及轻度掌屈尺偏位，直至应用外固定。

2）二人复位法：患者坐位，老年人则平卧，屈肘90°，前臂中立位，一助手双手握住前臂对抗拔伸，术者双手握远端，扣紧大小鱼际，先顺势拔伸牵引3～4 min，待重叠移位完全矫正后，将前臂旋前位，两手拇指并列置背侧压在骨折远端，余指置腕部掌侧，食指顶在骨折近端，并利用牵引力骤然猛抖，拇指将向背侧移位的远端推向掌侧，食指将向掌侧移位的骨折近端远端推向背侧，同时迅速尺偏掌屈，以恢复掌倾角和尺偏角，骨折即可复位。

（2）屈曲型骨折：坐位或卧位，屈肘90°，前臂旋后位，助手握前臂，术者握手腕，两手拇指置于骨折远端的掌侧，余指置于骨折近端背侧，拔伸牵引后，相对用力挤压端提，将腕关节迅速背伸，即将远端向背侧推挤，将近端向掌侧按压，再尺偏，骨折即可复位。

2. 手术治疗　闭合整复失败者、陈旧性骨折畸形愈合且影响功能者可切开复位内固定，骨缺损及粉碎区域应以自身松质骨植骨填充。

3. 固定方法　维持牵引下局部外敷药物后，用夹板超腕关节固定。伸直型骨折在骨折远端背侧和近端掌侧各放一平垫，其桡侧及背侧夹板应超腕关节，限制手腕背伸桡偏活动，关节置于轻度屈曲位固定（见图2-7）；屈曲型骨折压垫置于远端的掌侧和近端的背侧，桡侧夹板和掌侧夹板腕关节，限制桡偏和掌屈活动，关节置于轻度背伸位固定。压垫夹板置妥后用3～4条布带扎固定，松紧度可上下活动1 cm，用三角巾将前臂悬吊于胸前，保持固定4～6周（见图2-8）。

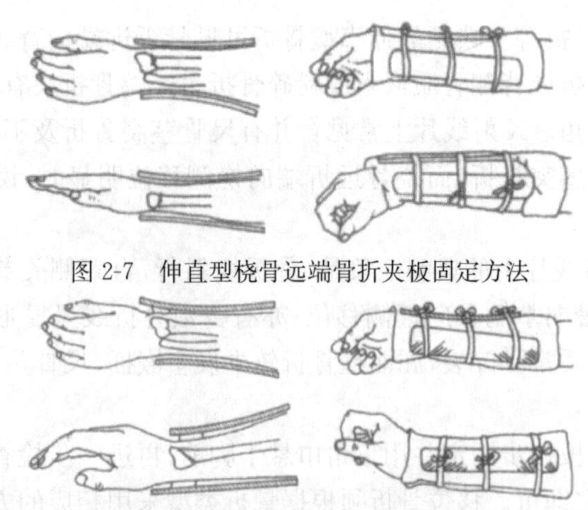

图 2-7　伸直型桡骨远端骨折夹板固定方法

图 2-8　屈曲型桡骨远端骨折夹板固定方法

4. 练功疗法　固定期间积极做握拳、指间关节、掌指关节屈伸锻炼以及肩关节活动，伸直型骨折多做掌屈、尺偏活动，屈曲型骨折多做背伸、尺偏活动，粉碎型骨折由于关节面遭破坏，应早期进行腕关节功能锻炼，使关节面得到模造，改善关节功能，预防后遗创伤性关节炎。解除固定后，配合外洗药做腕关节屈伸旋转等活动。

（五）功能锻炼

桡骨远端骨折是老年人骨质疏松症常见的并发症，中老年人应注意合理膳食，多在户外锻炼预防骨质疏松；青年人运动、工作时注意防护，避免跌伤。

早期应进行积极的掌指关节及指间关节屈伸活动，如握拳肌肉静力收缩等。同时必须十分重视肩、肘关节的活动，尤其是老年患者更应积极地进行肩关节的功能活动，以防止并发肩周炎及其他并发症。解除外固定后，在外用熏洗药物的配合下做腕关节屈伸和前臂旋转功能活动。桡骨远端骨折只要早期及时、准确进行手法整复，绝大多数患者均可获得满意的功能，对于老年人的陈旧性骨折，即使稍有畸形，但不影响功能者，亦不必去强求解剖对位。

（六）巴通（Barton）骨折

巴通骨折很少见，分为后缘（背侧缘）、前缘（掌侧缘）两种类型。

1. 巴通背侧缘骨折　多为间接暴力引起，常见于跌倒时腕背伸而前臂旋前，腕骨冲击桡骨远端关节面之背侧缘，造成骨折。侧位 X 射线片上骨折更易见到。骨折位于桡骨远端背侧缘，骨折块呈楔形，包括了关节面的 1/3，多向背侧及近侧移位，呈腕关节半脱位状。复位方法为：牵引下将移位的骨折块向掌侧及远侧推挤，即可复位。通常以短臂石膏托将腕关节固定于中立位（见图 2-9A）。为防止再次移位，应使腕掌韧带处于紧张状态（见图 2-9B）。

2. 巴通掌侧缘骨折　多为摔倒时手背着地，应力沿腕骨冲击桡骨远端的掌侧缘造成骨折。其骨折块较巴通背侧缘骨折者为小，向近侧及掌侧移位，腕骨随之半脱位（见图 2-9C）。其治疗方法与屈曲型桡骨远端骨折类似。固定时，应使腕背韧带处于紧张状态，以免骨折再次移位（见图 2-9D）。

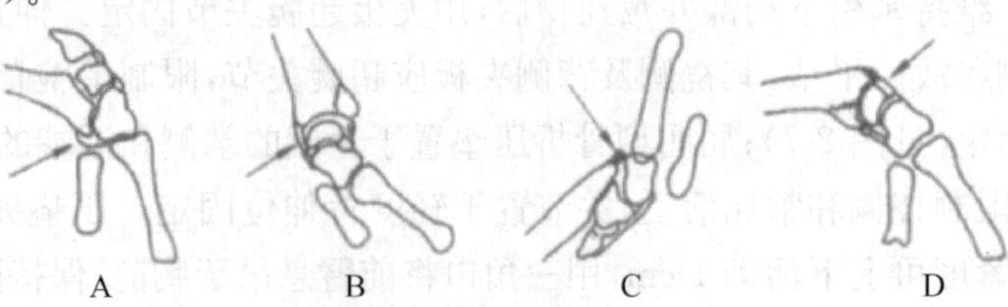

图 2-9　巴通背侧缘骨折的移位特点及固定体位

二、腕舟骨骨折

腕舟骨骨折是腕部最为常见的骨折之一，多发于青壮年。腕舟骨是最大的一块腕骨，古称高骨，俗名龙骨。腕舟骨是近排腕骨中最大的一块，呈长弧形，其状如舟，但形状不规则，分结节部、腰部、体部三部分。其远端呈凹面与头状骨组成关节，其近端有凸面与桡骨构成关节；其尺侧与月骨、桡侧与大小多角骨分别构成关节，故其表面大部分为关节软骨所覆盖。腕舟骨的血液供应较差，只有腰部及结节部有来自背侧和掌侧的腕桡韧带的小血管供应。因此，骨折的位置若在腰部近端或体部，常导致体部缺血而影响骨折的愈合。在腕的背外侧面，桡骨茎突下有一个三角形窝，称“鼻烟窝”，按此窝可触及腕舟骨，在腕舟骨骨折时，此窝可变浅或消失。据统计，近 1/6 的舟骨骨折发生不愈合。近年来，人们对舟骨的功能解剖、生物力学、损伤机制、X 射线诊断及骨折的治疗等，进行了较多的研究，使腕舟骨骨折的疗效有了较大提高。

(一)病因、病机

腕舟骨骨折多由间接暴力作用所致。患者跌倒时，手掌着地，腕关节极度桡偏、背伸位着地，腕舟骨于此体位被锐利的桡骨茎突背侧缘抵压，掌侧有紧张的桡腕韧带压迫，近侧端被固定在桡骨关节面凹内，当暴力向上传递时，中腕关节背伸，外力作用在舟骨远端，而产生腕舟骨腰部骨折。舟骨骨折部位，取决于腕背伸后其桡偏的程度。腕关节越桡偏，则骨折更趋向发生在舟骨近端。反之，则趋向远端。在过度尺偏时，容易产生结节部撕脱骨折。舟骨骨折块因周围骨块阻挡及韧带保护，一般很少移位。但当腕关节过度背伸及尺偏时，舟骨被迫产生旋转运动，以致舟、月韧带断裂，腰部远端骨折块失去韧带固定，加之远排腕骨的运动，使之伴随移位。根据血供情况及骨折愈合快慢，可分为以下四种类型(见图 2-10)。

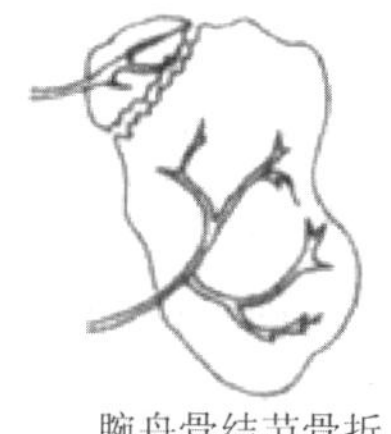
腕舟骨结节骨折

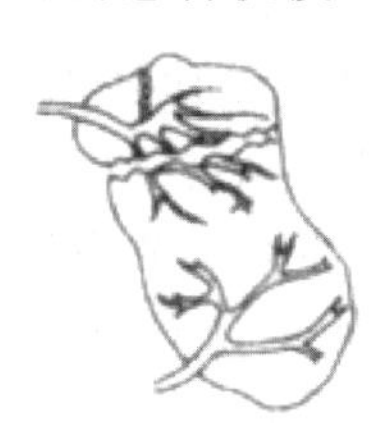
腕舟远端骨折

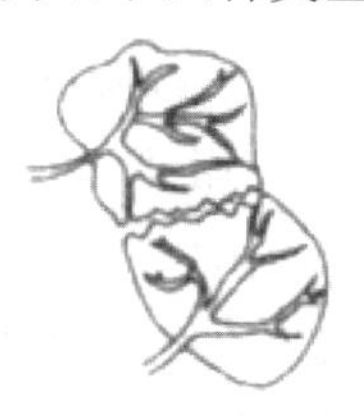
腕舟腰部骨折

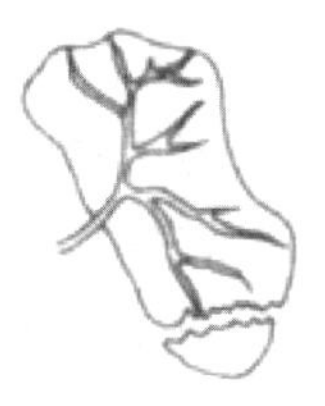
腕舟近端骨折

图 2-10　腕舟骨骨折类型及其与血运的关系

1. 腕舟骨结节骨折　舟骨结节部为关节囊和韧带的附着处，多为撕脱骨折，该处血供丰富，4～6 周可愈合。

2. 腕舟远端骨折　舟骨远段血液供应较好，愈合多不成问题，但需较长的时间。

3. 腕舟腰部骨折　为最多见的一种(占 70%)，由于进入舟骨的血管部位有变异，部分舟骨腰部血供较差，且骨折断端受剪力较大，骨折愈合缓慢，有时需固定半年至一年的时间骨折方能愈合，有 30%的骨折不愈合。

4. 腕舟近端骨折　骨折处紧靠月骨，表面多为软骨关节面，无血管进入，血供断绝，骨折极易不愈合或发生坏死。

(二)临床表现

患者多为跌倒受伤，腕极度桡偏背伸位，手掌撑地致伤。伤后腕关节桡侧疼痛，腕无力，关节活动不利，检查时可见鼻烟窝处肿胀，患者握拳桡倾，沿第 2 掌骨、第 3 掌骨头纵向叩击腕关节,如疼痛即为阳性。鼻烟窝压痛明显,“鼻烟窝”肿胀变浅或者消失(见图 2-11)。

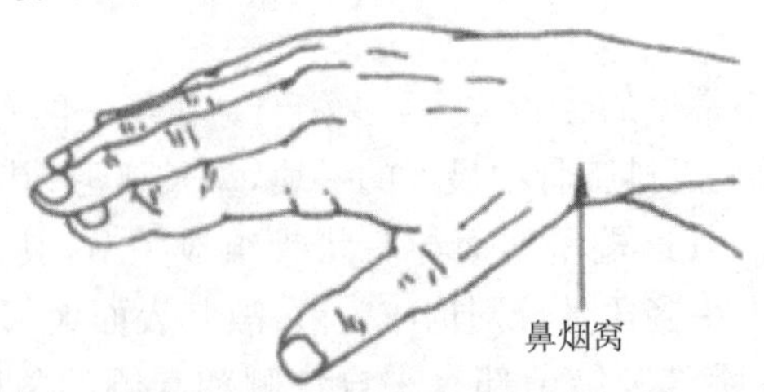

图 2-11　腕舟骨骨折鼻烟窝压痛点

(三)诊断与鉴别诊断

根据患者外伤史,临床表现和 X 射线检查,可作出诊断。X 射线片对舟骨骨折的诊断非常重要。腕中立位时侧位 X 射线片舟骨呈倾斜状,近端在背侧,远端在掌侧。舟骨纵轴线与月骨纵轴线呈 30°～60°交角。怀疑有舟骨骨折时,应作正、侧、蝶位(尺偏斜位)摄片(见图 2-12)。蝶位片可呈现舟骨的全长,有利于骨折线的显示,特别是对无移位的腰部骨折更有意义。侧位片可见舟骨关节面呈台阶状影,并对观察骨折脱位及是否合并有其他腕骨脱位的意义较大。若损伤当时摄片无明显骨折线,而有可疑症状时,可在骨折后 2～3 周,骨折端钙质吸收时摄片,骨折线较易显露。3 个月以上陈旧性腕舟骨骨折,可出现骨折近端相对密度增高,关节面出现台阶状、舟骨中部囊样改变等现象。

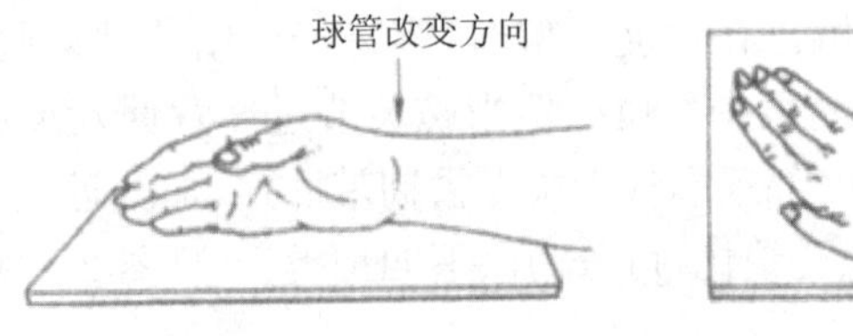

图 2-12　腕舟骨骨折 X 摄片检查的特殊体位

舟骨骨折容易漏诊,特别是细微骨折。主要原因有:症状较轻,腕部疼痛肿胀现象不明显,而未引起重视;X 射线投照时中心未在舟骨上,或腕关节未处于尺偏斜位摄片等。腕舟骨骨折线一般不明显,有的仅在皮质边缘出现微细变化,未仔细观察不易发现。防止发生漏诊的办法是,应根据患者受伤情况,全面检查腕部常见损伤处,特别注意检查鼻烟窝处有无压痛,以防漏诊。注意多平面摄片,如正、侧、尺偏斜位等。阅片时如见“细微骨折的 X 射线征象”应借助放大镜观察。临床症状典型时,X 射线片仅作参考,诊断以症状及体征为主。如 X 射线片上暂时未发现骨折但临床体征高度怀疑者,应做 CT 检查。

陈旧腕舟骨骨折须与先天性双舟骨鉴别。先天性双舟骨在临床上少见,在 X 射线片上两块骨之间,界线清楚,整齐、光滑,无致密性坏死或边缘不整齐的现象。必要时可摄健侧腕关节 X 射线片作对照。

(四)治疗

对新鲜无移位骨折或复位后骨折多采用非手术的外固定治疗;对 3 个月以上陈旧性骨折,仍可采用外固定 3～5 个月,并加强握拳活动仍可愈合;X 射线片出现断端硬化,或折端囊性变,或近端已缺血坏死,不应再外固定,让患者通过一段时间的腕关节功能锻炼,待腕关节活动范围获得改善并已稳定后,考虑手术。

1. 手法复位　患者坐或卧位,肩关节外展,肘屈 90°,近、远端助手分别握住患肢上臂和手指行适度牵引，并使前臂处于中立位或者轻度旋前位，术者两拇指置于骨折远端的背、桡侧，余指托住患肢腕关节掌侧和尺侧。令远端助手先将腕关节背伸并轻度桡偏，然后再做掌屈、尺偏，术者两拇指将骨折远端向掌侧、尺侧按压，使之复位（见图 2-13）。

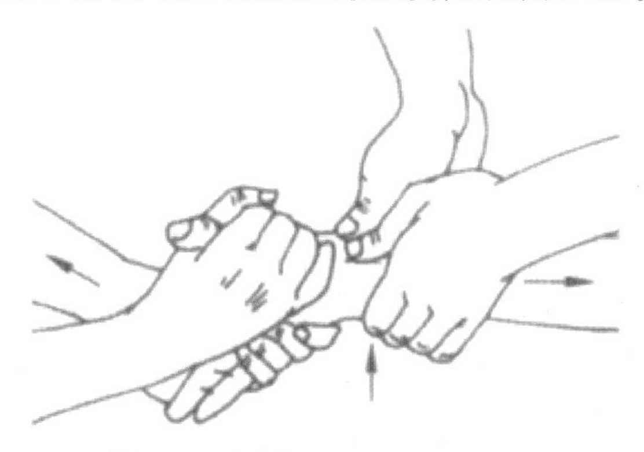

图 2-13　腕舟骨骨折的手法整复方法

2. 手术治疗　手术指征一般限于骨折不愈合及有并发症者，如骨折块缺血性坏死和有创伤性关节炎改变者。手术的基本作用是促进骨折愈合、消除骨折部的剪力和减轻疼痛。应根据患者的具体病情，采取相应的手术方法。对青壮年患者，骨折端有轻度硬化，舟骨腰部骨折，时间已超过 3 个月，仍无愈合征象，但未并发创伤性关节炎者可考虑行自体骨植骨术；腕舟骨腰部骨折，近侧骨折端发生缺血坏死，已有创伤性关节炎形成，腕桡偏时，因桡骨茎突阻挡而发生剧烈疼痛者，可行单纯桡骨茎突切除；腕舟骨近端骨折块发生缺血坏死，腕关节疼痛，但无创伤性关节炎发生时，可行近端骨折块切除术；腕舟骨骨折不愈合，关节活动受限，腕关节疼痛，且有严重创伤性关节炎者，可行腕关节融合术。

3. 固定方法

（1）短臂管型石膏固定（见图 2-14）

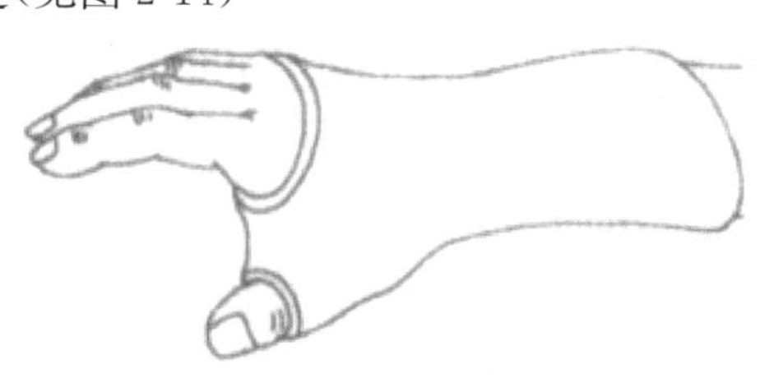

图 2-14　腕舟骨骨折的管形石膏固定方法

固定范围以不妨碍握拳及各指的屈伸活动为宜，其上端至前臂中上 1/3，下端至拇指掌指关节及其他四个掌骨的近 2/3 部（即掌横纹部）。

固定体位应根据骨折部位的差异而有不同：①结节部骨折，应使腕关节轻度桡偏及背伸 20°～30°位；②近端骨折，应使腕关节轻度尺偏及背伸，拇指在对掌位制动。

固定时间：无移位的骨折一般固定 8～12 周；移位的骨折固定 12～16 周。

此外，骨折线的类型及走行对骨折的固定体位亦有重要影响：横断骨折，中立位固定即可；斜形骨折，如固定方法不当，骨折近端易被桡骨茎突顶压而移位，故应根据骨折线方向决定固定的体位，骨折线从桡侧近端斜向尺侧远端者，应固定于尺偏 10°；骨折线从桡侧远端斜向尺侧近端应固定于桡偏位。

(2)塑形硬纸壳固定法(见图 2-15)

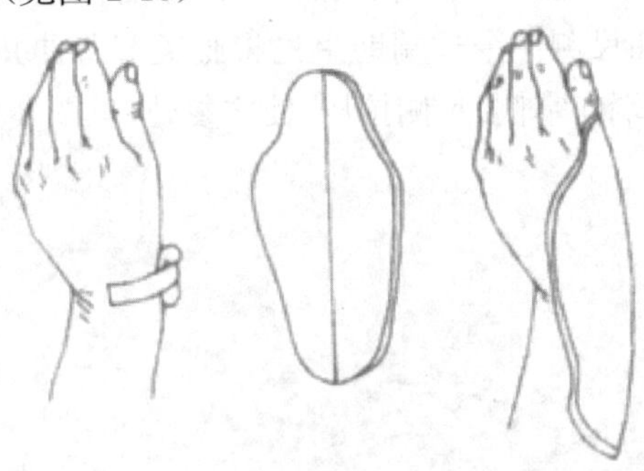

图 2-15　腕舟骨骨折塑形硬纸壳固定法

塑形硬纸壳固定法经济实用且有利于手指功能锻炼。取 1.0～1.5 mm 厚的硬草纸板片,长度为第 1 指端至前臂下 1/2 处,略宽于患掌。将患掌置于硬纸壳上,用笔画下手掌背侧和腕部轮廓并剪下,逐步修整并浸水使之软化。然后将纸板顶端凸圆部分放在桡侧与第 1 掌指关节平齐。纸片较宽部用于环包掌、腕、臂部,掌侧平掌横纹,背侧平第 2～4 掌骨末端。上端至前臂下 1/2 部。腕鼻烟窝处放一小固定垫,胶布固定于皮肤上,以挤压断端,利于骨折端接触和稳定。最后将前臂置于中立位,腕功能位塑形湿纸壳,用绷带包扎固定,待干燥后,纸壳即可恢复原有硬度,达到固定效果。固定体位及时间同前。

腕舟骨骨折不能采用夹板或者石膏托固定,因固定达不到制动要求,未完全限制舟骨活动,而影响骨折愈合。此外,石膏管型使用时固定范围不够或松紧度掌握不当,亦会造成舟骨不愈合,或肢体远端缺血坏死。

4.练功疗法　早期可开始手指屈伸活动,如握拳伸指活动(可促进腕部血液循环,利用肌肉收缩力,使断端纵轴加压而紧密吻合)及托手屈肘等活动,禁忌作腕关节桡偏动作。解除固定后,可逐渐练习腕关节屈伸活动。必须强调的是舟骨骨折部位不同,血运情况不一样,如结节部血运较丰富,其他部位血运较差,故愈合时间一般相对肢体其他部位短,不能简单地以一般的骨折愈合时间为标准。功能锻炼不能过早,否则可致骨折端在未完全愈合的情况下重新断裂,导致骨折延迟愈合甚至不愈合。

(五)功能锻炼

腕舟骨骨折的康复程度与骨折的类型有很大关系,远端及结节部骨折愈合一般不成问题,功能恢复好;近端骨折极易出现不愈合或者缺血坏死,鼻烟窝处压痛时间长,影响手部功能;腰部骨折则介于两者之间。

三、月骨脱位

月骨脱位是腕骨脱位中最常见者。腕骨脱位古称“手腕骨脱”“手腕出臼”。腕骨间关节由近排腕骨与远排腕骨组成,是以近排腕骨舟状骨、月骨、三角骨为关节窝,远排的小多角骨、头状骨、钩骨为关节头构成球窝关节。该关节靠腕骨的骨间韧带和腕辐状韧带稳定。腕关节的运动包括桡腕关节和腕骨间关节两部分运动,屈腕达 80°,伸腕 44°,内收 35°～40°,外展 20°,并且还能作环转运动。腕骨脱位类型很多,以月骨脱位常见。

(一)病因、病机

月骨掌侧脱位多由传导暴力所致,患者跌倒时腕关节呈极度背伸位,头状骨与桡骨间掌侧间隙增大，月骨被桡骨下段和头状骨挤压而向掌侧移位。暴力进一步作用可造成掌侧关节囊破裂，月骨向掌侧脱位。由于外力作用的大小不同，月骨向前脱出的程度不一，其预后亦有区别：当损伤暴力较小，桡月背侧韧带断裂，或月骨后角撕脱骨折，月骨向前旋转小于90°，脱于桡骨下端的前部，其凸面朝后，凹面朝前，由于掌侧血供存在，月骨一般不发生缺血坏死。如暴力强大，月骨向前翻转移位超过90°甚至达270°，严重者可出现月骨凹面向后，凸面向前，此时桡月背侧韧带断裂，桡月掌侧韧带扭曲或者断裂，月骨血液供应部分受阻甚至中断，则可发生月骨缺血性坏死。

（二）临床表现

有明显的腕背伸手掌着地外伤史，腕部疼痛、肿胀、隆起，局部压痛明显。腕关节各方向活动均受限。由于月骨向掌侧突出，压迫屈指肌腱，则肌腱张力加大，腕关节呈屈曲位，中指不能完全伸直，握拳时第3掌骨头明显塌陷，叩击该掌骨头时有纵轴叩击痛。若脱位的月骨压迫正中神经，则拇指、食指、中指感觉障碍与屈伸受限。

X射线摄片正常月骨正面观为四方形，侧面观呈半月形，且桡骨、月骨、头状骨以及第3掌骨轴线在一条直线上。腕月骨脱位发生旋转后，正位片显示由正常的四方形变成三角形，月骨凸面转向头状骨，侧位片月骨移位于腕关节掌侧，其凹形关节面与头状骨分离转向掌侧，头状骨可轻度向近侧移位，位于月骨的背侧（见图2-16）。

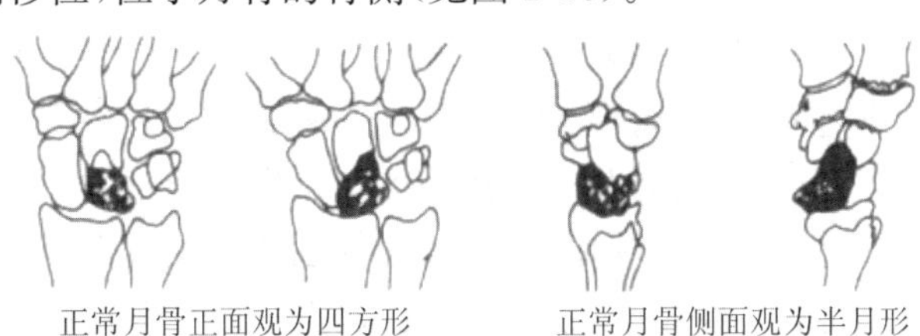

图2-16　正常月骨以及月骨脱位的X射线表现

（三）诊断与鉴别诊断

根据患者受伤史、临床症状体征及X射线检查可作出诊断。

临床主要与月骨周围腕骨脱位和经舟骨、月骨周围腕骨脱位鉴别（见图2-17）。

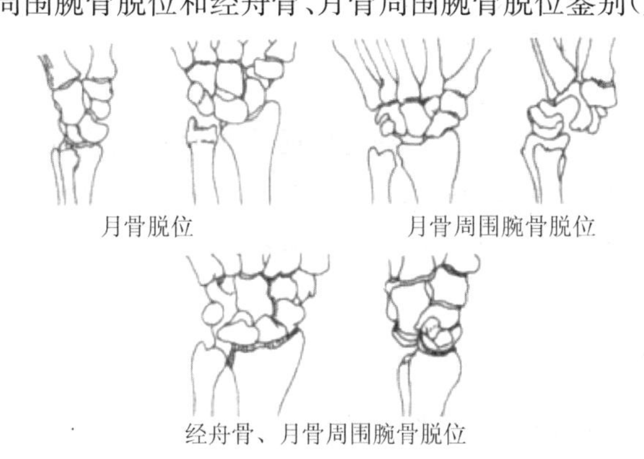

图2-17　月骨脱位与月骨周围腕骨脱位和经舟骨、月骨周围腕骨脱位的鉴别

1.月骨周围腕骨脱位　临床主要表现为腕部疼痛、肿胀、压痛，腕关节向各方向活动障碍，叩击第2～4掌骨头时，腕部发生疼痛。腕部正位X射线片显示腕骨向桡侧移位，有时腕骨诸骨重叠辨认不清，侧位片可见月骨与桡骨远端仍保持正常解剖关系，头状骨及其他腕骨向背侧或掌侧移位。

2.经舟骨、月骨周围腕骨脱位　主要症状为腕部疼痛，肿胀以桡侧为甚，鼻烟窝压痛明显。腕部功能障碍。X射线片显示腕部正常关系紊乱，月骨和头骨的关节间隙加宽，月骨和舟骨近端与桡骨保持正常关系，其他腕骨和舟骨远端向背、桡侧移位。有时可合并桡、尺骨茎突骨折。

(四)治疗

月骨脱位的治疗，需视损伤程度及脱位时间长短而定。新鲜月骨脱位应在臂丛麻醉下手法复位；复位困难者，则可在X射线辅助下针拨复位；陈旧性脱位一般采用手术治疗。

1.手法复位　臂丛麻醉或局麻下，患者卧位，肘关节屈曲90°，前臂置于旋后位，腕部极度背伸，近端助手握住肘部，远端助手握示指与中指，对抗牵引3～5 min，术者两手四指托住腕背部，向掌侧端提，使桡骨与头状骨之间的关节间隙加宽，然后用两手拇指尖推压月骨凹面的远端，迫使月骨进入桡骨与头状骨间隙，同时令远端助手逐渐将腕关节掌屈，术者指下如有滑动感，中指可以伸直者，说明复位成功。

2.针拨整复法　麻醉后，在无菌操作下及X射线透视下，用20号注射针头或细钢针，自掌侧把针刺入月骨凹面的远端，在对抗牵引下将腕关节高度背伸，然后由掌侧向背侧顶拨，并逐渐将腕关节掌屈，使之复位。拍摄腕关节正侧位X射线片，若月骨凹形关节面与头状骨已构成关节，说明已复位。

3.手术治疗　陈旧性月骨脱位，因桡骨与头状骨间隙为肉芽组织或纤维组织填充，手法不易整复者，可考虑切开复位，若月骨脱位时间太长，或伴有正中神经损伤的刺激症状；估计瘢痕组织较多，切开复位亦不易成功，月骨游离后可能发生坏死，或虽是新鲜脱位，但桡月前、后韧带均已断裂，日后月骨亦可发生缺血坏死；或合并创伤性关节炎者，均可考虑月骨切除。

月骨切除后，固定1周即可开始腕关节运动的锻炼，一般日后对腕关节功能影响不大。

4.固定方法　复位后，用塑形夹板或石膏托将腕关节固定于掌屈30°～40°位，1周后改为中立位，再固定2周。

5.练功疗法　固定期间，除被固定的腕部外，应鼓励患者做指、掌关节的屈伸活动，以促进患肢消肿。解除固定后，逐渐做腕关节主动屈伸活动。但早期应避免做过度腕背伸动作，应逐步加大活动度，以防月骨重新脱出。

(五)功能锻炼

月骨脱位如损伤较重或处理不当，后期有出现月骨坏死、创伤性关节炎等并发症的可能。应严格制动，早期使用温肾健骨之品防止月骨发生缺血坏死。一般固定不超过3周，解除固定后积极进行功能锻炼，防止腕关节功能受损。定期复查X射线片，动态观察月骨是否有坏死情况并即时处理。

四、掌指关节脱位

掌指关节脱位是第1节指骨基底部与掌骨头发生移位。以拇指、掌指关节脱位常见，食指、掌指关节脱位次之，第3～5掌指关节脱位少见。

(一)病因、病机

掌指关节脱位可分为背侧脱位和掌侧脱位，以背侧脱位多见。拇指掌指关节脱位发生率较高，且多为背侧脱位，常由杠杆作用及关节过伸位受伤所致。如跌倒时拇掌关节在伸直位触地，外力使拇指过度背伸，造成掌指关节掌侧关节囊紧张继而破裂，掌骨头由破裂处脱向掌侧，移位于皮下，近节拇指移向背侧。第2～5掌指关节脱位较拇指、掌指关节脱位少见，亦以背侧脱位多见，侧方和前方脱位较少见。常由过伸暴力引起，指节被过度背伸扭曲而发生。掌骨头向掌侧移位，指骨基底部向背侧移位，屈指肌腱被推向掌骨头尺侧，蚓状肌脱向桡侧，掌侧关节囊纤维板移至掌骨头背面，掌骨头掌侧被掌浅横韧带卡住。

（二）临床表现

患者多为在进行篮、排球运动接、抢球时或斗殴、劳动时受伤。掌指关节被外力作用而过度背伸。伤后患处疼痛、肿胀、功能丧失。拇指（或其他手指）外形短缩、背伸，指间关节屈曲，拇指（或其他手指）掌侧面隆起，可触及皮下之掌骨头，掌指关节呈过度背伸而弹性固定，掌指关节功能丧失。

（三）诊断与鉴别诊断

根据患者外伤史，临床表现和X射线检查，可作出诊断。

X射线正位片显示关节间隙消失（见图2-18）；侧位或斜位片可见指骨呈过伸位向上、向背侧移位，指骨基底部位于掌骨头的后上方。

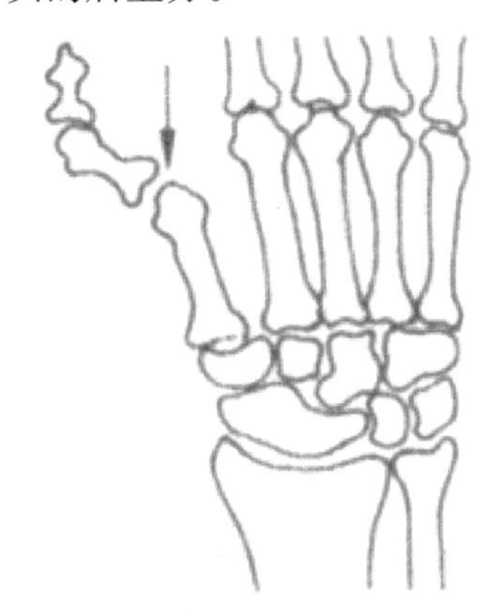

图2-18　拇指掌指关节脱位X射线表现

（四）治疗

掌指关节脱位一般采用手法复位，大多能成功。如反复多次复位未能成功者，说明系掌骨头被卡住，应果断放弃手法复位的尝试，采用手术治疗，否则将贻误病情。

1. 手法复位　将患肢腕关节及近节指间关节屈曲，以放松屈指肌腱。术者用拇指、食指握住脱位指骨（或用一绷带绕结于患指上），顺畸形方向持续牵引，同时另一手握住腕关节相对牵引，再用拇指抵住患指近节指骨基底部，并向掌骨头远侧及掌侧推压，使脱位的指骨基底部与掌骨头相对，然后向掌侧屈曲患指即可复位。

2. 手术治疗　若多次未能复位时，说明掌骨头前方关节囊或拇指屈肌腱卡住掌骨头，阻碍复位，应手术切开复位。掌指关节脱位，如出现关节交锁征，采用暴力牵拉，可造成组织损伤甚至掌骨头骨折。

3. 固定　将患指置于轻度屈曲，对掌功能位，用铝板或竹板压弯塑形，固定1～2周。然后进行主动屈伸关节的功能锻炼。注意关节应固定在屈曲位，在此位置侧副韧带紧张关节稳定，可避免侧方移位。如采用掌指关节伸直位固定，因侧副韧带松弛，如关节于伸直位固定过久，侧副韧带会短缩，关节僵直，导致功能障碍。

4. 练功疗法　损伤早期，除患指外，可作其余关节的练功活动，去除外固定后，即可开始患指掌指关节及指间关节的主动屈伸练功活动，范围从小到大，力量由轻到重。

（五）功能锻炼

应重视早期功能锻炼，否则后期极易引起关节僵硬。

五、指间关节脱位

指间关节脱位临床颇为多见，各手指的近侧和远侧指间关节均可发生。

（一）病因、病机

过伸、扭转或侧方挤压等形式的暴力，均可造成指间关节囊撕裂或破裂、侧副韧带断裂，进而产生指间关节脱位。有时伴有指骨基底撕脱性骨折（见图 2-19）。临床以背侧或内侧脱位多见，前侧脱位极少见。

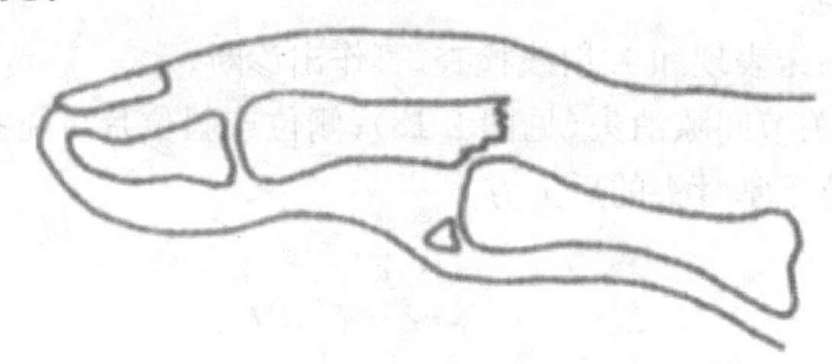

图 2-19　指间关节脱位伴指骨基底撕脱性骨折

（二）临床表现

伤后关节局部疼痛、活动障碍。检查时可见伤处肿胀畸形、压痛明显、被动活动时疼痛加剧，且可有明显的弹性固定感。伴有侧副韧带断裂或有指骨基底撕脱性骨折者，则可出现明显侧方异常活动。

（三）诊断与鉴别诊断

根据患者外伤史、临床表现和 X 射线检查，可作出诊断。X 射线片可明确诊断，并确定有无并发骨折。必须注意的是，部分患者常自行扳正而复位，就诊时常无明显的脱位体征，X 射线片亦可无脱位征象。若被动过伸或侧方活动时，患指关节出现脱位畸形者，应注意与单纯指间关节侧副韧带断裂鉴别，单纯韧带断裂者关节肿胀和压痛局限于一侧，存在异常的侧方活动，侧向分离试验阳性。

（四）治疗

1. 手法复位　术者一手固定患肢掌部，另一手握住伤指作顺势牵引，同时用拇指将脱位的指骨基底部推向前方，同时食指托顶指骨头向背侧，逐渐屈曲指间关节，即可复位。

2. 手术治疗　若合并骨折，骨折片有明显分离移位，骨折片旋转或嵌入关节间隙，导致手法复位失败者，或复位后不能维持对位者，应切开复位细钢针固定。若合并侧副韧带断裂者，则需手术修补侧副韧带。陈旧性指间关节脱位可行关节融合术。

3. 固定方法　用塑形铝板或者竹片，置于手指的掌侧，固定患指于轻度对掌位 1～2 周。或用绷带卷置于手掌心，将手指固定于屈曲位亦可。此外亦可用邻指胶布法固定。

4. 练功疗法　2～3 周待损伤的关节囊及韧带修复后即可进行主动锻炼，屈伸掌指关节和指间关节，活动范围由小到大，逐渐加大。同时配合应用中药熏洗疗法。禁忌强力推扳推拿等被动活动。

（五）功能锻炼

指间关节脱位后，指间关节囊的修复缓慢，常常需要 3～5 个月才能彻底恢复。治疗不当常出现关节增粗、强直僵硬以及活动痛等后遗症。

六、掌骨骨折

掌骨骨折是常见的手部骨折之一，多见于成人。

（一）病因、病机

直接暴力和间接暴力均可造成掌骨骨折。临床上第1掌骨与第2～5掌骨骨折的机制和移位特点有显著差异，不仅如此，同一掌骨因骨折部位不同，其机制及移位特点亦有较大的区别。

1.第1掌骨基底部骨折　通常由沿拇指纵轴传导的暴力引起，如跌倒拇指触地；或直接暴力打击所致。骨折多位于第1掌骨基底远侧1 cm处，以横断型多见。骨折远端受拇长、短屈肌及拇内收肌的牵拉，使其向掌侧及尺侧移位；骨折近端受拇长伸肌的牵拉而使其向背、桡侧移位。

2.第1掌骨基底部骨折脱位(Bennet骨折)　骨折机制同上。骨折线呈斜形，由掌骨基底内上方斜向外下方进入腕端从大多角骨关节面上滑向外侧和背侧，加之掌关节内，掌骨基底内侧形成三角形的骨块。此骨块因与掌侧韧带相连，仍留在原位，而骨折远拇长展肌和拇短屈肌的牵拉，造成腕掌关节脱位。

3.掌骨颈骨折　间接暴力和直接暴力均可引起，但以握拳时掌骨头受到冲击的传达暴力致伤者为多见，又名“拳击者骨折”。以第5掌骨颈骨折为多见，第2掌骨、第3掌骨次之。骨折后断端因受骨间肌及蚓状肌的牵拉，向背侧突起成角。

4.掌骨干骨折　大多由直接暴力造成，可为单根或多根骨折，多为横断形或粉碎性。由扭转或传达暴力引起者，多为螺旋形或斜形骨折。单根掌骨干骨折移位较少，而多根掌骨干骨折后受骨间肌及蚓状肌的牵拉作用，骨折移位较多，断端多向背侧成角及侧方移位，受骨间肌和蚓状肌牵拉产生背侧成角畸形。

（二）临床表现

患者多有跌倒、拳击受伤、机器绞轧或重物压砸伤等外伤史。伤后局部肿胀、疼痛，患指、掌活动不利。第1掌骨基底部骨折时，虎口不能张开。检查时可触及明显的压痛或骨擦音和异常活动。有重叠移位者，掌骨短缩，掌骨头凹陷；掌骨颈骨折者，由于近节指骨向背侧脱位，可形成掌指关节过伸的畸形；有时可见成角畸形，如第1掌骨基底骨折断端向背、桡侧成角。X射线检查第1掌骨应拍摄正、侧位片；第2～5掌骨应拍摄正、斜位片。

（三）诊断与鉴别诊断

诊断根据患者外伤史、临床症状、体检及X射线检查所见，可明确骨折的部位及类型。

X射线检查必须注意：因第1掌骨与其他掌骨不在同一平面，故第1掌骨采取一般体位拍摄正位片时，不能显示其真正的正位像，容易产生误差和错觉。正确的拍摄体位应该是将患肢前臂极度旋后，使第1掌骨与片盒完全平行。此外第2～5掌骨骨折时，拍摄掌骨正、斜位片，因在侧位片中掌骨干相互重叠，易引起误诊或漏诊，斜位片可使掌骨分散排列而便于观察。

（四）治疗

掌骨骨折的治疗要求根据不同部位骨折的特点，采用相应的复位和固定方法。复位要求相对较高,不能允许有成角、重叠、旋转等移位的存在,否则将影响手的功能。

1.手法复位

(1)第1掌骨基底部骨折:患者取坐位,术者一手握住患腕,拇指置于第1掌骨基底部骨折成角处,另一手握住患者伤手拇指,先顺畸形对抗牵引,继之将患指外展45°左右,并向桡侧牵引,然后将第1掌骨头向桡侧与背侧扳拉,同时左手拇指用力向掌侧和尺侧推压骨折成角处,以矫正骨折向桡侧与背侧的成角畸形,使骨折复位先将拇指向远侧及桡侧牵引,然后将第1掌骨头向桡侧及背侧推板,同时以拇指用力向掌尺侧压顶骨折端使其复位。

(2)第1掌骨基底部骨折脱位:整复方法与上述方法相似,但应注意的是整复第1掌骨基底部骨折脱位应使第1掌骨外展,并用拇指按压骨折端向尺、掌侧,使之复位。

(3)掌骨颈骨折:患者体位同前,助手握持前臂下段,术者一手握住手掌,用手指捏持骨折近端,另一手拇指、食指捏住患指,将掌指关节屈曲90°,可使掌指关节侧副韧带紧张,近节指骨基底部上顶并托住掌骨头,而将其推向背侧,与此同时用拇指将掌骨干向掌侧按压,即可纠正畸形,骨折和脱位亦可随之复位(见图2-20A)。整复时要避免将掌指关节背伸或处于伸直位进行牵引,否则会使掌骨头向掌侧旋转(以侧副韧带在掌骨头上的止点处为轴心旋转),如此即加重掌骨头的屈曲畸形,使整复更加困难(见图2-20B)。

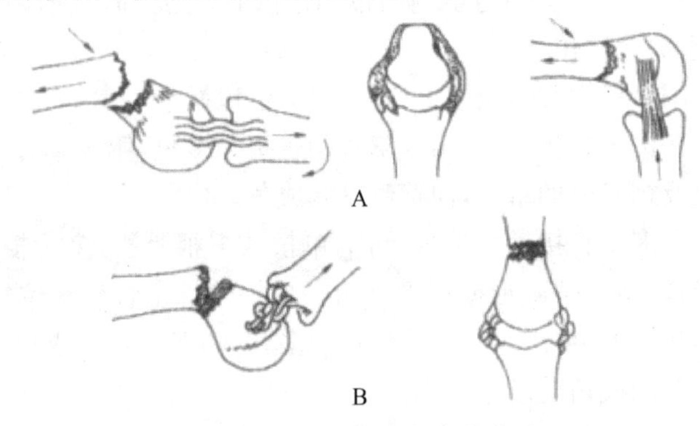

图2-20　掌骨颈骨折的复位方法

(4)掌骨干骨折:患者体位同前,助手握持前臂下段,术者一手牵引患指,另一手拇指向背侧、掌侧按压骨折处,以矫正背侧成角畸形(见图2-21A);然后用两手拇指及食指、中指分别置于骨折处两边间隙的掌、背侧,用力行夹挤分骨,以矫正侧方移位,使骨折复位(见图2-21B)。

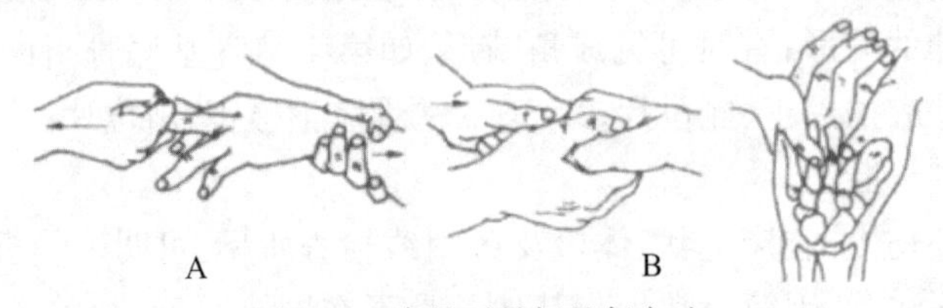

图2-21　掌骨干骨折整复方法

2.手术治疗　多发性掌骨干骨折;骨折或合并脱位闭合整复失败;陈旧性骨折脱位畸形愈合;指骨骨折手法复位不成功者或斜形骨折不稳定者;开放性骨折8小时内,污染较重者或伴有皮肤缺损,肌腱损伤者;骨折畸形愈合需手术矫正者,考虑切开复位克氏针或微型钢板螺钉内固定。X射线透视下经皮克氏针固定,适用于手法整复后不易维持位置的横形或短斜形骨折。

3.固定方法

(1)第1掌骨基底部骨折:第1掌骨基底部骨折或骨折脱位复位后,首先于基底部骨折远端桡、背侧及掌骨头的掌侧各放置一块小平垫，用胶布黏着于皮肤上。其中桡、背侧垫起防止骨折成角和关节脱位的作用；掌侧垫防止骨折端因屈肌收缩而向掌侧屈曲。然后用一塑成约30°的弧形夹板置于第1掌骨及前臂的背桡侧，使弧形夹板的成角处对准腕关节。用宽胶布或绷带将夹板固定于患肢前臂和腕部，最后用1条窄胶布将置于掌骨头的平垫固定在弧形夹板的远侧，维持第1掌骨在外展30°、轻度背伸及拇指屈曲对掌位。由于弧形夹板的弹性而具有维持骨折对位的作用，故可允许掌指关节和指间关节有一定的活动度。若骨折复位后稳定性较差，容易再次引起重叠移位，可手术治疗。固定时间以骨折临床愈合为准，一般为4～6周。

(2)掌骨颈骨折：骨折整复后，用直角夹板将掌指关节和近侧指间关节固定于屈曲90°位，固定3～4周后，即可拆除外固定。

(3)掌骨干骨折：骨折复位后，先于骨折部背侧的两侧骨间隙各放置一分骨垫，并以胶布固定之。如骨折端向掌侧成角，则在掌侧放一平垫。然后在掌侧与背侧各放1块厚2～3 mm，长度略短于掌骨干，宽度约为两指骨宽度的夹板，外用胶布固定和绷带缠绕包扎。固定时间一般为3～4周。

4.练功疗法　掌指骨骨折固定后避免患指活动，多做肩肘关节的功能锻炼。在3～4周内严禁做下述动作：第1掌骨各类骨折不做掌腕关节内收活动；掌骨颈骨折不做伸指活动；第2～5掌骨干骨折不用力屈伸指活动和握拳活动。4～6周骨折达到临床愈合后，可解除外固定，加强手指和腕关节的主动活动。掌指及指间关节大多存在不同程度的活动障碍，应在外用熏洗药物的配合下，开始手指和腕关节的主动活动锻炼，禁止进行被动的扳拉动作。因强行的被动活动可导致关节囊、侧副韧带的不同程度损伤，反而加重关节的僵硬。

(五)功能锻炼

掌骨骨折对固定位置要求比较高，对骨折治疗起关键性的作用，如固定位置不妥，可造成重新移位，畸形愈合及长期伸直位固定引起关节僵硬等。如第1掌骨基底部骨折脱位，将拇指置于背伸外展位固定，将加重掌骨骨折向背、桡侧成角，虎口变窄，拇指肌力减小。又如掌骨颈骨折在伸直位固定过久，可致掌指关节囊挛缩，关节屈曲受限，握拳困难，或者掌指关节过伸畸形，持物时引起掌侧受压疼痛。

七、指骨骨折及甲下血肿

指骨骨折是手部最常见的骨折，居四肢骨折的首位，临床多见于成年人。骨折可发生于近节指骨、中节指骨或者末节指骨，临床上以近节指骨骨折多见。

(一)病因、病机

各种形式的暴力均可造成指骨骨折，但以直接暴力引起为多，且常为开放性骨折。骨折多见于近节骨干，亦可发生中节或末节指骨。其移位取决于损伤机制及肌力牵拉作用。如直接外力多造成横形或粉碎骨折。扭转外力多导致斜形或螺旋状骨折。成角的方向则视骨折的部位及肌肉的作用力而不同。

1.近节指骨骨折　骨折后近端受骨间肌、蚓状肌及指屈肌的牵拉，远端受指伸肌腱的牵拉，故断端大多数向掌侧成角移位。若近节指骨颈骨折，由于中节指骨基底的伸指腱中央腱束的牵拉，致使远骨折段过度背伸，严重时其旋转角度可达90°，此时远端的背侧与近端的断面相抵触而妨碍骨片的复位。有时骨折断端刺入屈肌腱鞘内，后期引起腱鞘和肌腱粘连，影响屈肌腱的滑动而致屈指活动障碍。

2.中节指骨骨折　较少见，多为受直接暴力打击引起。中节指骨骨折可因骨折部位的不同，而产生不同的移位。中节指骨颈部骨折，因骨折位于指浅屈肌腱的远侧，故受指浅屈肌牵拉而向掌侧成角；中节基底部骨折，骨折位于指浅屈肌的近侧，故骨折远端受指浅屈肌的牵拉，骨折近端受中央腱束牵拉，而致骨折断端向背侧成角；中节指骨中段骨折的移位，其成角方向不定。

3.末节指骨骨折　末节指骨骨折分为粗隆部和指骨干骨折。末节指骨位于手的最远端，与外界接触多，故损伤机会也多。临床多见于手指伸直时，指端受暴力撞击骤然弯曲而被戳伤，导致伸指肌腱将末节指骨基底背侧缘撕脱。若骨折块很小，只发生锤状指，远段骨折块多无脱位。若撕脱的骨块超过关节面1/3以上，则末节指骨基底多脱向掌侧。由直接暴力引起的末节骨折多数由压砸伤所致，骨折线可为纵形、粉碎形及横形，骨折一般无移位；但靠近末节指骨基底的横形骨折，则常有成角移位。

指屈、伸肌腱分别止于末节指骨基底掌、背侧；背侧有坚韧的指甲及甲床；掌侧有纤维性间隔，从指骨呈放射状止到皮肤上，形成致密网状结构。这些因素对末节指骨骨折都起着稳定作用，可防止骨折错位。

4.甲下血肿　多为指骨末节受直接暴力打击、指端受暴力撞击等引起。可以合并末节指骨骨折或无骨折。

(二)临床表现

伤后骨折局部疼痛肿胀明显，特别是末节指骨骨折尤甚(其周围组织致密，骨折后因组织张力增大，多有严重跳动性疼痛)。近节及中节指骨骨折移位明显者，局部可出现成角畸形，有骨擦音和异常活动。末节指骨骨折后手指屈曲呈典型的“锤状指”畸形，出现伸直功能障碍。甲下血肿多见甲下青紫、淤血肿胀、疼痛，可伴有手指功能轻度障碍。X射线正、侧或斜位片，可明确骨折的部位、骨折类型及移位情况。

(三)诊断与鉴别诊断

诊断根据患者外伤史、临床症状、体检以及X射线检查所见，可明确骨折的部位及类型。

(四)治疗

指骨骨折的治疗需注意：一要力争解剖复位，因屈伸肌腱紧贴指骨，如骨折有成角、错位、短缩等畸形存在，容易导致肌腱粘连，或张力失去平衡，造成手指不同程度的功能障碍；二要注意防止旋转愈合，一旦有旋转愈合，屈指时，患指将与邻指交叉；三要强调骨折应固定在功能位进行修复，并及早进行功能锻炼。

1.手法复位

(1)近节指骨骨折：患者取坐位，助手握住患侧手掌，拇指和食指捏住骨折的近端固定患指；术者一手的食指和中指扣住患指中节，将患指关节置于屈曲位进行拔伸牵引，以矫正骨折的重叠移位；另一手的拇指和食指分别置于骨折处的尺侧和桡侧进行挤捏，以矫正侧方移位；最后按压骨折端将其推向背侧，矫正掌侧成角畸形。整复指骨颈骨折时，术者一手拇指顶压骨折近端的掌侧向背侧，另一手扣紧中节指骨将骨折远端顺畸形位牵引，并逐渐加大背伸角度直至90°位，当两断端接触时，迅速屈曲手指，运用反折手法使之复位。

(2)中节指骨骨折：整复时，术者以左手拇指、食指固定患指，右手拇指、食指捏住患指末节进行牵引，以矫正重叠移位；然后在维持牵引下，应用挤捏手法，矫正骨折的掌、背侧和尺、桡侧侧方移位。

(3)末节指骨骨折：末节指骨骨折一般移位不显著，进行挤捏即可复位。若为开放性骨折，则应在清创的同时整复骨折，并处理甲床等合并损伤。整复末节指骨基底背侧撕脱骨折时，将近节指间关节屈曲，远侧指间关节过伸，使撕脱的骨折块向骨折远端靠拢而复位。

指骨骨折固定时间一般为4～6周。

2.手术治疗　对末节指骨基底横形骨折伴甲床损伤者，如骨折错位明显，应将指甲拔除，复位骨折，并修复甲床。如甲床下血肿严重，疼痛显著者可在指甲上穿孔减压止痛。对末节指骨基底部撕脱性骨折所引起的锤状指畸形，如复位失败或难以维持其位置者，可切开复位用可抽出式不锈钢丝缝合法做内固定。关节内骨折如错位明显，手法复位失败者，应采用切开复位内固定，以便于早期活动，减少关节粘连机会。此外，不稳定性骨折如外固定不能维持其对位者，应做有效的内固定，如斜形或者交叉不锈钢针内固定。

3.固定方法　指骨骨折整复后，原则上应将患指固定于功能位，不可将手指固定在完全伸直位，否则日后将引起关节囊和侧副韧带挛缩，进而造成关节僵硬。

(1)近节指骨骨折：无移位骨折，用塑形夹板、塑料手指支托或者铝板将患指固定于功能位3～4周即可。稳定性移位骨折整复后，可采用四块微型夹板固定，夹板长度与近节指骨等长，以不妨碍指间关节活动而又能稳定骨折为度。对于向掌侧成角趋势强的骨折，可将一绷带卷或缠裹棉垫的小木棒置于屈曲手指的掌侧，使手指屈曲后指尖指向舟状骨结节，然后用胶布固定和绷带包扎。

(2)中节指骨骨折：骨折向掌侧成角者，固定方法与近节指骨骨折相同；向背侧成角者，如骨折稳定可考虑采用上述4块夹板固定法；不稳定者，则应将患指固定在伸直位1～2周后，改为功能位固定。否则伸直位固定日久，会造成侧副韧带挛缩而致关节僵硬。

(3)末节指骨骨折：末节指骨干骨折多无移位，可外敷中药即可，移位骨折整复后按近节指骨骨折的固定方法进行处理。末节指骨基底部背侧撕脱骨折整复后，应用塑形夹板、塑料手指支托或铝板将伤指近侧指间关节固定于屈曲位；远侧指间关节固定于过伸位。

如此可使靠近止点处的伸指肌腱处于松弛状态，便于骨折愈合。

4.练功疗法　复位固定后，在不影响患指固定的情况下，其余手指需加强活动。骨折临床愈合拆除外固定后，即应进行积极的功能锻炼，以避免关节僵硬的发生。

(五)功能锻炼

手指是工作、生活中使用最多的人体组织器官，容易被重物砸伤、撞伤，工作、生活中要注意预防损伤。因指骨表浅，故急诊诊断不难，然后采取相应的处理措施。对于末节指骨骨折，多无明显移位，治疗简单，尽量做到解剖复位，不能存在成角、旋转、重叠移位畸形，以免妨碍肌腱的正常滑动，造成手指不同程度的功能障碍。甲下血肿指肿严重，可用烧红的针在指甲上刺孔，直接引出淤血达到减压止痛，但需注意防止感染。

第三章　骨盆骨折

第一节　骨盆骨折的分类

一、概述

对骨盆骨折进行分类需要对骨盆损伤及合并损伤情况进行仔细的评估。只有全面考虑了所有因素，才能制订出适合患者的特定治疗方案。需要考虑的因素有：①移位的程度；②骨盆环的稳定性；③暴力的方向；④软组织损伤程度，包括骨折是开放的还是闭合的；⑤合并损伤情况。

二、损伤类型

作用于骨盆的不同外力将产生其特有的典型损伤模式。

（一）前方损伤

1. 耻骨联合　前方损伤可能是耻骨联合断裂，多数表现为骨质撕脱。耻骨联合也可发生实质部分撕裂。此外，如同其他韧带结构，如果损伤机制是侧方压缩的话，耻骨联合也可能重叠移位。

2. 耻骨支　前方损伤亦可表现为两个耻骨支骨折，偶尔亦可表现为耻骨上支骨折，或延伸至耻骨联合。经耻骨上支的这种骨折可能会累及髋臼前柱。

3. 腹直肌附着点撕脱骨折　可表现为小片撕脱骨折，亦可表现为耻骨联合断裂合并撕脱骨折。

4. 联合损伤　联合损伤并不少见。可表现为所有 4 个耻骨支骨折以及与耻骨联合断裂相关的 2 个耻骨支骨折（倾斜骨折）。

（二）后方损伤

1. 髂骨　后方损伤可能累及髂骨、骶骨和/或骶髂关节。髂骨骨折常从坐骨大切迹延伸至髂嵴，偶尔亦会累及髋臼后柱。

2. 骶髂关节　骶髂关节损伤可表现为单纯骶髂关节脱位；然而，骨折-脱位模式中更常见的是包括部分髂骨或骶骨。

3. 骶骨　骶骨骨折可表现为垂直骨折或骶臀线以下的横行骨折。在骨盆环断裂中，垂直型骨折更为常见。垂直骨折可能经过骶骨裂孔区、骶骨裂孔外侧或骶骨裂孔内侧。骶骨骨折亦可表现为复合型，即同时有横行和垂直成分。

垂直型骶骨骨折可能由侧方压力导致，表现为骶骨松质骨受压；亦可由剪力导致，表现为骶骨松质骨内出现裂隙。两者在损伤机制、稳定程度和临床预后方面迥异，应注意鉴别。

4. 单侧或双侧损伤　后方损伤可表现为单侧损伤或者双侧损伤。双侧损伤后，两侧的骶髂复合体连续性中断，可表现为双侧均不稳定、双侧都稳定或一侧稳定而另一侧不稳定。

（三）稳定性评价

骨盆环的稳定性与骨骼、韧带、肌肉的损伤程度有关。所有的骨盆损伤后，骨盆环稳定性取决于后方的骨性和(或)韧带损伤程度。根据稳定程度,可以将骨盆损伤分为稳定、旋转不稳定而垂直稳定,或旋转和垂直都不稳定。损伤的稳定程度依赖于准确的临床和影像学评价。

1. 稳定性损伤　稳定的损伤是指那些骨性骨盆周围软组织连续性存在或那些未累及骨盆环本身的骨损伤(如髂骨翼骨折)。如果所有的软组织连续性好,则无移位的骨盆环骨折就不会再次移位。

2. 部分稳定性损伤(旋转不稳定,而垂直和后方稳定)　由于骨盆环后方韧带和(或)盆底并未受损,部分稳定性损伤——旋转不稳定,而垂直和后方稳定,不会产生显著的垂直或后方移位。旋转不稳定可分为两大类,即外旋型损伤(开卷型)和内旋型损伤(侧方压力型)。两种类型的共同特点是骨盆环的稳定性由未受损的后方韧带和(或)盆底结构维持。

(1)后方韧带在骨盆环稳定中的作用。尽管骨盆环前部断裂,但未受损的骨盆环后方韧带结构仍能维持骨盆环的稳定性。在由外旋应力造成的开书样损伤中,耻骨联合可能断裂并显著移位,但骨盆环后方结构保持完整。因此,“将书合上”即可恢复骨盆环完全稳定性。

(2)盆底结构在骨盆环稳定中的作用。在内旋型损伤中,侧方压缩应力使盆底减压而不是撕裂盆底。因此,即使合并后方韧带断裂,完整的盆底结构仍可维持骨盆环垂直和后方稳定性。在这种损伤中,可以采用简单的仰卧位卧床休息,即可恢复具有组织弹性回缩的骨盆环的稳定性。

3. 不稳定性损伤(旋转、垂直和后方不稳定)　与稳定性和部分稳定性损伤相反,骨盆后复合体损伤——骶髂后方韧带结构及盆底结构断裂或撕脱,将导致骨盆显著不稳定。剪切应力常引起这种损伤,可能为单侧,亦可表现为双侧。临床检查可见受累的半侧骨盆显著畸形活动;影像学检查,尤其是骨盆入口像或 CT 检查则可显示骨盆环的后方或垂直移位。

在剪切应力作用下,可发生骶骨或者髂骨骨折,或骶髂关节分离。如果半侧骨盆发生完全不稳定,那么骶结节韧带和骶棘韧带必然连续性中断。临床上,坐骨棘或骶骨邻近部位的撕脱骨折,意味着骶棘韧带结构连续性中断,是不稳定的特征性改变。

三、骨盆骨折分类

骨盆骨折分类方法保留了骨盆稳定性和损伤机制之间相关性这一基本原则。Pennal 等提出了力学分型系统,即将骨盆骨折分为前后压缩伤、侧方压缩伤和垂直剪切伤。Tile 改良了 Pennal 分型系统,使其成为字母数字系统。这一分型系统在最近的文献中得到了广泛应用。

A 型:稳定的骨盆环损伤。

B 型:部分稳定的骨盆环损伤。

B1 型:开书样损伤(前后压迫,外旋)。

B2 型:侧方压迫(内旋)。

B3 型:双侧损伤。

C 型:完全不稳定的骨盆环损伤。

(一)A 型:稳定型

A 型骨折是没有明显不稳定的骨盆环骨折。

骨盆稳定的 A 型骨折可以分为两大类。第一类是指未累及骨盆环的骨折,即撕脱骨折、髂骨翼骨折或骶骨及尾骨的横行骨折。第二类是指那些虽累及骨盆环，但骨折移位非常小而软组织结构连续性存在的骨折。A型骨折可进一步分类：

1. A1型：撕脱骨折

撕脱骨折常发生在青少年，但亦可发生在成年人。撕脱骨折通常发生在有肌肉或韧带附着的骨突部位，最常见的是髂前上棘撕脱骨折。

髂前上棘的撕脱骨折几乎总是发生在青少年，是对抗急性屈髋的结果。其结果就是缝匠肌从髂骨上拉下髂前上棘的一部分。这些损伤大多可通过髋关节屈曲位的卧床休息来处理。然而，在少数情况下，即撕脱骨折块有明显移位时，需要考虑施行手术复位内固定。髂前下棘的撕脱骨折发生在短跑运动员、青少年或者成人，多由股直肌突然抗阻收缩所致。耻骨棘的撕脱骨折和髂嵴撕脱骨折相对少见。

坐骨结节撕脱骨折可能是急性的或慢性的，是由腘绳肌突然抗阻收缩引起的。对于青少年，愈合可能是不完全的，并可能导致慢性疼痛。坐骨结节撕脱骨折发生于成人时，可表现为整个结节的大块撕脱，甚至包括耻骨下支的一部分。

2. A2型：稳定的髂骨翼骨折或移位很小的骨盆环骨折

(1)A2.1型：孤立的髂骨翼骨折。这些损伤是由直接暴力作用于髂骨所致。由于不累及骨盆环，所以骨盆环仍保持稳定。这些损伤，多数可以施行非手术治疗。然而，在某些病例，如果髂骨翼畸形显著，则需要切开复位内固定。体检中，可见伴随骨折表面的腹壁和骨盆带肌肉等软组织损伤。此外，由于髂骨翼大面积松质骨表面断裂，引起大量出血者亦不少见。

(2)A2.2型：稳定的、无移位的或移位很小的骨盆环骨折。常发生在骨质疏松的老年妇女摔倒之后。其损伤机制是侧方压迫，撞击耻骨支并在骶髂关节部位压迫骶骨。由于骨盆骨质明显减少，骨折往往是低能量损伤的结果，所以软组织连续性一般仍保留。常规X射线片上，常不易观察到后方损伤，CT检查有助于明确诊断。

(3)A2.3型：孤立的前环损伤。孤立的前环损伤多由直接暴力所致，也被称为骑跨骨折或蝴蝶形骨折。其特征是前方所有的4个耻骨支受累，而无后方结构损伤。然而，这些损伤亦可是侧方压缩损伤或C型剪切伴相关后方损伤的变异，通常意味着剪切或侧方压迫所致的高能量损伤。医生不应被常规X射线片所误导，因为有时X射线平片可能无法显示后方结构损伤，而经过CT检查，常可显示合并的后方结构损伤。

3. A3型：尾骨和骶骨的横行骨折

(1)A3.1型：尾骨骨折或骶尾脱位。A3.1型损伤很常见，并可成为某些患者持续性疼痛的重要原因。这些损伤中，合并神经功能障碍者少见。

(2)A3.2型和A3.3型：骶骨的横行骨折。骶臀线以远(通常在S2水平以下)的骶骨横行骨折并不属于真正的骨盆环骨折。它们可能发生于低能量损伤中，例如老年人单纯跌倒损伤，但亦可发生于高能量损伤中，例如高处坠落或车祸伤。在高能量损伤中，该骨折应属于脊柱损伤而不是骨盆环断裂。无移位的骶骨横行骨折常常由摔倒所致，非手术治疗效果较好；但移位的骶骨横行骨折常由高能量暴力所致，可能合并神经功能障碍。在这种情况下，可能需要考虑进行骨折切开复位及神经减压。

(二)B型：部分稳定型损伤

部分稳定型骨折的特征是旋转不稳定，而垂直方向和后方稳定。影像学表现为，有经过耻骨联合和(或)耻骨支的前方移位但没有垂直或后方移位；尽管有半骨盆旋转，但移位通常小于 1 cm；而骶髂复合体处大于 1 cm 的移位提示为完全不稳定的 C 型骨盆环损伤。旋转不稳定的 B 型损伤可能是由外旋(前后压迫)或内旋力(侧方压迫)所致，可表现为单侧或双侧损伤。部分稳定型损伤以后方张力带结构未受损为特点，即骶髂后方韧带连续性存在，其另一个特点是盆底结构完整。

1. B1 型：开书样型损伤(外旋不稳定) 骨盆固定，前后方压力或通过外旋的股骨作用于骨盆的力都可能把骨盆环像书一样打开。与之相反，作用于髂后上棘的后方撞击力亦可能产生类似损伤。耻骨联合分离合并单侧或者双侧骶髂关节前方结构断裂是这种损伤的特点。通常情况下，强韧的骶髂后方韧带仍然完好。

按照耻骨联合分离程度，可将开书样损伤分为两大类：小于 2.5 cm 的耻骨联合分离不伴有盆底或骶棘韧带的断裂；而大于 2.5 cm 的耻骨联合分离则常并发骶棘韧带和盆底结构断裂。

2. B2 型：侧方压迫型损伤 侧方压迫型损伤的特点是后弓的单侧部分断裂，垂直和后方稳定性仍保留。

侧方压迫力可导致骨盆骨折。直接作用于骨盆环的侧方压缩暴力可能导致两种类型的损伤：一种是前后方损伤发生在骨盆的同一侧(同侧损伤)，另一种是发生在相反的一侧(对侧，桶柄伤)。由于侧方压缩暴力的特点是导致骨盆后方复合体压缩，因此，后方韧带完好，骨盆环的稳定性仍可得以维持。尤为重要的是，压缩暴力并不撕裂盆底的肌肉和韧带，确保了骨盆环垂直方向或后方的稳定性。尤其是对于那些骶骨骨质较好的年轻人，即使侧方压缩暴力使骶髂后方韧带断裂，完好的盆底也能防止半骨盆的垂直方向不稳定和后方移位。

所有侧方压迫型损伤都可能同时有后方碾压伤和韧带损伤。骶髂后方韧带未受损时，后方复合体可能被压缩。侧方压缩暴力产生的前方损伤和后方损伤同侧的双支骨折，后方损伤另一侧的双支骨折、四支骨折、耻骨联合交锁和围绕耻骨联合旋转的上支骨折(倾斜骨折)。在后方，所有的后方损伤都可能对骶髂复合体造成压迫。压缩的后方复合体可伴随后方韧带的断裂。此外，尽管盆底肌肉、筋膜和韧带的某些成分可能被旋转的耻骨支穿透，但其完整性仍可得以维持。

(1)B2.1 型：同侧前方和后方损伤。当侧方压缩暴力作用于髂嵴时，受累的半骨盆承受了内旋应力，导致骨盆环前方损伤。这种损伤常表现为耻骨上支和下支的骨折，亦可表现为耻骨联合交锁或倾斜骨折。受压缩时，半侧骨盆可能会旋转并撞击对侧半骨盆。当压缩暴力持续，则骶骨前方受压，但骶髂后方韧带可能仍然完好。由于盆底的完整性未被破坏，从而防止了半骨盆的垂直和后方移位。

虽然未受损的骶髂后方韧带和盆底为骨盆环提供了稳定因素，然而，如果只通过骨折表现来评价的话，骨盆环原始移位程度可能会被大大低估。许多外观无移位的骨盆环骨折也会导致膀胱损伤。

此外，前方损伤可表现为耻骨上支骨折，并可累及髋臼前柱。随着侧方压缩暴力持续，耻骨上支围绕耻骨联合旋转，最终经耻骨联合断裂，形成倾斜骨折。在大多数损伤严重病例中，耻骨支骨折表现为垂直方向。

(2)B2.2 型：对侧型(桶柄伤)。如果侧方压缩暴力联合一个旋转暴力的话，则会产生不同的损伤类型。可表现为前方损伤(耻骨联合分离或者 2 个耻骨支骨折或 4 个耻骨支骨折)合并对侧后方复合体损伤；导致半骨盆向上并且内旋移位，像水桶的柄。此时，后方复合体常常被压缩,后方韧带可能断裂或完好。和所有的侧方压缩损伤一样,由于盆底相对完好,所以骨盆环垂直和后方稳定性得以维持。

3. B3 型:双侧 B 型损伤　双侧损伤的两侧半骨盆都可能是垂直稳定的。B3 型损伤最常见的类型是开书样损伤伴骶髂关节打开,骶髂前方韧带和盆底断裂并通常有耻骨联合断裂,而后方结构稳定。此型(B3.1)中由于后方韧带仍然完好,因此骨盆环的垂直方向和后方稳定性得以维持,因此,治疗可以是简单地“把书合上”——闭合骨盆环,并维持在这个位置上就可以恢复骨盆环稳定性。

侧方压力造成的双侧 B2 型损伤较多见。少见的是一侧为 B1 开书样损伤而另一侧是 B2 侧方压迫性损伤。

(三)C 型:不稳定型

C 型不稳定损伤表现为后方骶髂复合体完全断裂。多由高能量损伤所致,例如高处坠落、车祸、碾压等。损伤暴力多以剪切暴力为主。这些剪切暴力导致骨盆环和周围软组织的严重损伤。前方损伤可表现为耻骨联合分离和(或)2 个耻骨支或所有 4 个耻骨支骨折。

C 型不稳定损伤的特征是后方骶髂复合体断裂。主体移位和不稳定是经过骶骨、骶髂关节或髂骨发生的,这些损伤的每一种都是不同的,也就形成了亚型分类的基础。通常除皮肤和皮下组织外,所有软组织均被撕裂,提示骨盆环极度不稳定。从本质上看,这种损伤几乎是半骨盆的自行内部切除。

由于受累的半侧骨盆完全不稳定,所以骶结节韧带和骶棘韧带,即盆底结构必然撕裂。此外,骨盆环前部和后部也必然是断裂的。由于离断坚韧的骨盆韧带需要强大暴力,所以这些暴力也就可能离断其他重要的盆腔和腹部软组织。因此,这些损伤常合并其他严重损伤,如胃肠道、泌尿生殖系统、血管和神经系统损伤。

1. C1 型:单侧损伤　C1 型损伤为单侧不稳定的半骨盆损伤,例如耻骨联合分离合并单侧骶髂关节骨折脱位。

(1)C1.1 型:髂骨骨折。髂骨骨折在后方损伤中较少见。骨折通常起自骶髂关节下部,骨折线向后向髂嵴延伸。在这种单纯损伤中,骶髂关节完好。单纯髂骨骨折合并神经、血管损伤者亦较少见。

(2)C1.2 型:骶髂关节脱位或者骨折脱位。单纯骶髂关节脱位由严重暴力所致。因为骶髂韧带是人体最强韧的韧带之一,所以其断裂常由严重的剪力和外旋暴力所致。由于髂后上棘毗邻骶骨的背侧,所以持续的外旋力就会将髂骨从骶骨上撕下来,形成撕脱骨折。

经骶髓关节的骨折脱位比单纯骶髂关节脱位更常见,也常由剪切暴力所致。最常见的骨折脱位是骶髂关节前脱位合并髂骨后方骨折。在某些情况下,骨折位于冠状位。经骶骨骨折合并骶髂关节脱位者较少见。

(3)C1.3 型:骶骨骨折。最常见的后方 C 型损伤是骶骨骨折,也是由剪切暴力造成的。骶骨骨折表现:经骶骨孔,最常见,因该区域为骶骨的最薄弱点;骨折线经过骶骨孔外侧或内侧。随骨折向中线靠近,神经损伤发生率增加。在不稳定的骶骨骨折中,神经损伤发生率高达 50%。然而,幸运的是,这些损伤多为牵拉性损伤且预后较好。

2. C2 型:双侧损伤　在这种类型中,双侧损伤表现为一侧 B 型损伤,另一侧为 C 型损伤。后方损伤表现为一侧为部分不稳定损伤,即 B1 单侧开书样损伤,或 B2 侧方压迫型损伤;而另一侧则为不稳定的 C 型损伤。损伤可发生于髂骨、骶髂关节或者骶骨。

3. C3 型:双侧损伤　C3 型损伤为双侧 C 型损伤。这种损伤通常是高能量损伤所致,骨盆环最不稳定,预后也最差。由于双侧半骨盆均为 C 型不稳定损伤,因此整个盆底断裂,合并内脏、神经和血管损伤者常见。

第二节　骨盆骨折的治疗

一、骨盆骨折治疗选择

骨盆骨折多因巨大暴力直接作用、挤压或撞击骨盆所致,多数患者伤情严重,常合并大量出血,休克发生率很高。患者又常常合并腹腔或盆腔脏器损伤,急诊处理及手术治疗均十分复杂。

对严重损伤的患者应首先进行气道和循环评估,并立即开始针对性的急救,随后对患者的全身状况进行初步评估。急救时应首先救治危及生命的内脏损伤和出血性休克等并发症,同时观察并防治脂肪栓塞综合征(fat embolism)、弥散性血管内凝血(disseminated inravascular coagulation,DIC)和多器官功能衰竭(multiple organ failure,MOF)等严重并发症。由于骨折端过度活动不利于止血甚至加重出血,因此尽早恢复骨盆的稳定、恢复骨盆容量是不稳定骨盆骨折早期治疗的基本原则。

血压不稳定的患者应首先在急诊监护室观察,保持静脉通畅,最好开放深静脉,在大量补足体液的同时,监测中心静脉压。对于怀疑有腹腔脏器损伤的,需行腹部 B 超检查或者行诊断性腹腔穿刺(diagnostic peritoneal tap,DPT)。胸部摄片排除胸腔内损伤。简单的体检和骨盆正位片确定骨盆骨折即可,生命体征稳定前应避免搬动的进一步检查。

骨盆骨折可使用骨盆带临时固定,使用休克裤进行抗低血容量休克。血压难以维持的患者应予以输血,开始浓缩红细胞和新鲜冰冻血浆的比例为 1∶1,每 5 IU 的红细胞最好补充 5 IU的血小板。如果有明确的腹腔出血,可考虑腹腔探查术,寻找止血可以同时处理腹腔脏器的损伤。积极抗休克的同时,可以进行盆腔血管造影和栓塞治疗。如有必要,患者可以转入重症监护室(ICU)进一步治疗。病情稳定的同时,患者可以考虑骨盆的进一步固定。

骨盆骨折患者选择治疗方式时,除骨折类型需要考虑外,患者的全身状况和血流动力学状况更需要优先考虑。骨盆骨折患者的病情根据血流动力学和骨折的稳定性可以分为四种:①血流动力学稳定、骨盆环骨折稳定;②血流动力学不稳定、骨盆环骨折稳定;③血流动力学稳定、骨盆环骨折不稳定;④血流动力学和骨盆环骨折皆不稳定。

对于血流动力学和骨盆骨折都稳定的患者,治疗以完善全身检查,排除身体其他脏器的损伤。同时对骨折部位进行详细检查(如 CT 等),以确定骨折的稳定性。对于这类患者,可以通过简单的制动,同时对症处理。

对于血流动力学不稳定、骨盆骨折稳定的患者,首先应控制出血,补充血容量。通过腹腔穿刺或 B 超排除腹腔或者腹膜后出血,必要时可通过血管造影,寻找活动性出血。一旦患者的血压稳定(血流动力学稳定),对骨盆骨折进行进一步的检查,明确骨折类型。对于稳定的骨折类型,通过保守治疗大多可以达到满意效果。如果骨折块移位较大,在患者生命体征稳定后,可考虑进一步的治疗。

对于血流动力学稳定而骨盆骨折不稳定的患者,需要密切观察 24～48 h,以确定有无潜在的盆腔出血。尽早行 CT 等进一步的影像学检查,从而确定下一步的治疗方案。患侧下肢的骨牵引可以复位骨折,同时防止水平移位。外固定支架亦是较好的选择,但等病情稳定后尽早去除外固定,以减少针道感染的概率。

对于最后一种类型,即患者血流动力学和骨盆骨折都不稳定的,对医生来说极具挑战。在急诊即行抗休克治疗,控制出血和补充血容量,控制盆腔和腹腔的活动性出血。条件许可可以行盆腔动脉造影,寻找并栓塞控制出血。这种类型的患者,使用外固定支架也是稳定血流动力学的重要手段。待生命体征平稳后,再更换其他固定。

不同类型骨盆骨折的治疗选择:

A 型骨折的骨盆环稳定性存在,又分为以下三种类型。

A1 型:撕脱骨折,如髂前上棘或坐骨结节的撕脱骨折等。

A2 型:稳定的髂骨翼骨折、轻度移位的耻骨支骨折或者孤立的前环损伤。

A3 型:骶、尾骨的横行骨折。

A1 型撕脱骨折多发生于青少年,最常见髂前上棘或髂前下棘。如果骨折块较小,保守治疗通常可以获得满意的效果。如果撕脱的骨折块较大,移位比较明显,通常需要手术切开复位内固定,可以选择螺钉或者克氏针张力带固定骨折。

对于成人 A1 型撕脱骨折,多见于运动损伤,如短跑等。处理原则同青少年相似,但是对于功能要求较高的运动员来说,手术治疗是他们的最佳选择。

A2 型骨折包括髂骨翼骨折、耻骨支骨折和骨盆前环分离损伤。髂骨翼骨折较为常见,通常由于受到暴力的直接撞击所致。由于髂骨周围的肌肉丰富,较小移位的骨折,通常保守治疗。但如果移位较大,畸形明显,则可选择手术治疗。对于开放性的骨折,需考虑手术清创,视骨折情况决定是否需要固定。

轻度移位的耻骨支骨折常见于老年女性骨质疏松的患者,多由于摔倒后侧方压迫所致。耻骨支轻度移位,无须手术治疗。保守治疗只需对症处理,但需预防卧床并发症,如肺炎、褥疮和下肢深静脉血栓等。

对于孤立的前环四柱骨折(双侧耻骨上下支),多由于骑跨受伤或者前方直接撞击,此类骨折较为少见。如果合并血管神经或者泌尿生殖系统损伤,在修复的同时,可考虑内固定治疗。同样,在一般情况下,移位较小的骨折可选择保守治疗,而明显移位骨折难以愈合则考虑手术治疗。

A3 型骨折包括骶尾骨横行骨折,此类骨折独立于骨盆环之外,对骨盆环的稳定性无影响。尾骨骨折多由坠落伤或者跌倒所致,疼痛是主要表现。这类骨折通常采用保守治疗,但患者的疼痛可能持续较长时间。

骶骨横行骨折无明显移位,或者移位没有神经症状,通常采用保守治疗。如果出现神经症状,则需切开探查,同时复位内固定治疗。

B 型骨折为骨盆部分稳定型骨折,其旋转不稳定而后方和垂直稳定。通常骨盆的后方韧带完整,盆腔底部也保持相对完整。B 型骨折包括开书型(外旋不稳定)和闭书型(侧方压迫)两种类型。

B1 型骨折由于前方外力导致骨盆呈开书样损伤,前方耻骨联合分离,也可以是耻骨支骨折而耻骨联合完整。暴力延续可导致骶髂前韧带的断裂,但后方韧带保持完整,故垂直方向保持稳定。根据耻骨联合的分离距离可分为两种亚型:

a 型耻骨联合分离小于 2.5 cm，通常由较小暴力引起，骨盆和骶髂前韧带通常完整，也较少合并大出血和盆腔脏器的损伤。因此，此类骨折多保守治疗。等疼痛减轻后，患者可在保护下行走，通常耻骨联合分离可以闭合。

b 型耻骨联合分离距离较大，通常大于 2.5 cm。由较大暴力造成，但骶髂后韧带保持完整，仅有旋转不稳定。此类患者常伴随大出血和盆腔脏器损伤，需及时复位，恢复骨盆的容量。通常通过患者侧卧位加压就可以复位，也可以使用外固定支架施加内旋作用力。目前保守治疗已非常少用，多采用外固定或内固定治疗。

外固定可以完全为这类骨折提供足够的稳定性，由于后方稳定，可以早期负重，8～12 周可拔除外固定，在拔除外固定前需先除掉横杆摄片观察耻骨联合稳定情况。

目前医师更倾向于内固定，但内固定将增加手术并发症如感染等，且内固定常需要二次手术取出。

B2 型骨盆骨折导致骨盆环前方和后方同时损伤，旋转不稳定。由于侧方暴力导致前方同侧或对侧的耻骨双支骨折或耻骨联合交锁等，同时伴有后方的骶髂复合体前方的压缩后方韧带完整，或通过骶髂复合体压缩而后方韧带的断裂。

当前方骨折为同侧耻骨支骨折时，患者仰卧位骨折常可自行复位，因此多数老年人患者无须其他治疗。但是年轻患者常伴多发损伤，外固定可为此类骨折提供骨盆的稳固性和方便护理。

耻骨联合交锁可以在全麻下手法复位，或者有限切开复位，复位后选用耻骨联合钢板或者外固定支架固定。

桶柄样损伤为前方的耻骨支骨折合并对侧骶髂复合体的压缩。前方损伤可以是耻骨上下支骨折或四柱骨折等。骨折使半骨盆向内向上移位，呈桶柄状，故得名。如果前方损伤移位较小且稳定性较好，可选择保守治疗。如果下肢明显缩短或内旋畸形，多需手术治疗。固定可选择外固定或内固定。如果通过患支骨牵引或者麻醉下手法复位能够获得较好的复位，可以考虑外固定。必要时可通过钢针插入和使用各种复位钳。但是如果复位失败，则需切开复位内固定。对耻骨支骨折移位明显的患者，亦需行切开复位内固定。

B3 型骨折为双侧 B 型骨折，仍然是旋转不稳定而垂直方向稳定，可以依据每侧为 B1 型或 B2 型骨折，遵循上述处理原则进行治疗。

C 型骨折为不稳定骨折，可以是单侧或者双侧，通常由于垂直剪切暴力造成后方骶髂复合体的完全断裂。多见于严重创伤，如高处坠落或交通事故。不但骨盆环损伤严重，常合并身体其他部位损伤和盆腔内损伤。骶髂复合体断裂可以经过髂骨、骶骨或者骶髂关节。又分为 C1 型、C2 型、C3 型三个亚型：

C1 型为单侧，包括经髂骨、经骶髂关节和骶骨骨折三种类型。髂骨骨折相对少见而且损伤小，处理相对简单。常选择切开复位内固定治疗，固定可采用拉力螺钉或重建钢板。经骶髂关节脱位或者骨折脱位常需较大暴力，损伤严重。治疗可以通过前方钢板固定或者后方经皮打入拉力螺钉固定骶髂关节。骶骨骨折最为常见，可合并神经损伤。通常需要后路钢板或者放置于双侧髂后上棘的经髂骨横杆固定。

C2 型和 C3 型为一侧 C 型另一侧 B 型或双侧 C 型的骨折，治疗可以参照 C1 型和 B 型骨折的治疗方法。此类不稳定骨折的固定包括前路内固定和后路内固定。前路固定包括耻骨联合分离固定和耻骨支骨折的固定，(前文已有介绍)。骨盆双侧损伤，目前已经较少采用保守治疗，内固定是目前临床的首选方法。

二、手术治疗

(一)骨盆骨折的固定技术

1.外固定　外固定已成为骨科医师急救骨盆骨折和循环不稳定患者的重要手段，既可以作为临时抢救和内固定前的临时固定，也可以作为最终的治疗方法。

髂骨的特殊解剖形状使外固定支架打入有一定的挑战，但即使固定骨针穿出髂骨，也多数不会造成严重的并发症。髂嵴前部骨质致密，是外固定骨针的理想部位。当患者平躺时，完整的骨盆应该：髂前上棘、耻骨联合和髂嵴的前部所在平面与地面平行，骨盆入口与水平面呈45°，髂嵴内外侧成角亦为45°。上述位置关系使外固定针不能垂直穿入髂嵴，同时由于髂嵴外侧缘突出的特征，进针点应更靠近髂嵴内板。

外固定的稳定性不但取决于固定支架的结构设计、固定位置等自身特性，还与骨盆韧带的稳定程度相关。如果是双侧骨盆骨折，仅依靠前方外固定无法获得骨盆的稳定性，难以使患者早期负重。而前方骨盆骨折伴随单侧骶骨或髂骨的斜行骨折时，前方外固定能提供足够的稳定性。如果骨折非解剖复位，外固定支架的稳定性将明显降低。

一般来说，外固定支架能够对B型旋转不稳定(垂直稳定)的骨盆骨折提供可靠的稳定性，而垂直和旋转皆不稳定的患者，外固定仅能提供部分稳定性，不足以使患者负重和行走。

尽管目前实验室对骨盆骨折外固定支架进行了大量生物力学研究，但实验室研究无法完全模拟临床。这是因为实验室研究骨盆骨折，仅包含骨性结构和韧带结构，对于动态稳定性因素如肌肉等无法涉及。另外实验室的固定方式是在直视下完成，钢针的固定位置非常完美，而临床则很难达到。

研究表明，骨盆带的环扎固定可以对外旋不稳定的骨盆骨折进行有效固定。如外固定支架固定后，通常能对骨盆内或者腹膜后的静脉性出血进行控制，但对动脉出血则无法止血。骨盆骨折出血包括骨性出血、静脉性出血和动脉性出血，其中动脉性出血占10%，主要是髂内动脉及其分支。静脉性出血最常见于骶前静脉丛损伤，此部位静脉丛丰富，在不稳定骨折中常见。

外固定支架的适应证：

(1)严重的骨盆骨折，急诊作为临时固定和控制出血。

(2)开放性骨盆骨折。

(3)多发损伤的患者，固定后方便护理和减轻疼痛。

(4)临时固定后，便于患者搬动和检查。

(5)与内固定结合使用，作为最终固定增强后方内固定的稳定性。

急诊时如果患者血压不稳定，经积极补充血容量等急救措施血压仍然不稳定，应立即行外固定术。患者血压如果难以维持在收缩压90 mmHg以上，或者短期失血超过2000 mL。简单摄片或者CT确定不稳定类型后，如果患者有旋转和垂直不稳定，立即行外固定术控制出血。外固定支架固定后，通常对骨折出血和静脉性出血能够控制。但如果经过外固定和输血治疗，仍旧难以维持血压，应考虑动脉造影和栓塞止血治疗。在怀疑腹腔脏器损伤剖腹探查前，也应行外固定控制骨折移位。对于多发性损伤的患者，即使骨盆骨折较轻，可能并不需要手术干预，但为缓解患者疼痛和方便护理，也建议使用外固定支架。在后方内固定手术后，增加前方外固定支架，可以极大增强骨盆骨折的稳定性。尽管所有患者急救时都可以使用外固定支架，但是多数外固定作为临时或者内固定的补充，等患者稳定后，再使用内固定替代治疗。

外固定支架可以用于骨盆前环的撕裂，比如孕妇生产时耻骨联合撕裂。外固定支架也可单独用于稳定或者部分稳定的骨折，包括 B1 型开书样骨折和 B2 型侧方压缩骨折。前方外固定可以提供有效的稳定，而且治疗方法简单且微创。对于不稳定的 C 型骨折，单纯外固定难以达到稳定控制，需要增加内固定，或者根据情况行股骨髁上牵引。

骨盆外固定器械：应用于骨盆外固定的器械有多种，包括 C 形骨盆夹、骨盆稳定器和各种外固定支架。这些外固定器械各有优缺点，通常作为临时或者长期的固定，也可以用于复位。C 形骨盆夹有 2 枚钢针固定骶髂关节附近的后部髂骨，常用于固定合并多发创伤的不稳定骨盆骨折的患者，同时能够较好地起到压迫止血的效果。骨盆稳定器也有同 C 形骨盆钳类似的 2 个半圆形固定臂，目前临床应用较少。C 形骨盆夹能够方便地在急诊室完成，也不妨碍动脉造影和剖腹探查等手术。固定针的位置通常远离常用手术切口，也不影响后续的切开复位内固定。但这类外固定器械通常难以控制垂直不稳定，固定较长时间容易松动。

目前最常用的是前方半针固定的外固定支架，通过垂直或者水平的万向连杆固定。固定针可以固定在前部髂嵴（高位）、髋臼上方（低位）、髂嵴下方或者耻骨联合周围。标准或者高位固定针通常位于髂嵴处，第一根位于髂前上棘后方 1 cm 处，第二根则位于第一根后方 1～2 cm处。一般每侧 2 根，采用自攻螺丝。螺钉固定深度 5 cm 或者直到所有螺纹都埋入髂骨。固定的半螺纹自攻钢针一般直径 5 mm，长度 180 mm，少数肥胖患者可用大于 200 mm 的钢针。钢针最好贴近髂骨的内板，可以通过克氏针定位。

如果需要考虑腹部的切口等因素，钢针可以固定在髂前上棘和髂前下棘之间的髋臼上方部位（低位）。穿针时需要通过髂前上棘和股动脉的搏动进行定位，并通过透视确定进针点在髋臼顶的上方 1 cm 处，避免穿入髋关节。这种固定通常不会伤及股动脉和股神经，但是有伤及股外侧皮神经的危险，应当注意。也可以采用高位和低位联合固定的方式，一根位于髂前上棘略后方，另一根位于髋臼上方。

使用外固定支架需要考虑的因素：

钢针方向：由于髂骨具有的自然弧度，在钢针置入时必须考虑置入方向和位置。患者仰卧位时，骨盆的开口与髂骨翼同手术台都有一定的成角，在手术时术者必须有清楚的认识。钢针插入时常见的错误是钢针垂直人体纵轴或垂直骨盆插入，导致钢针穿出髂骨。钢针置入前，平行髂骨翼内外板插入 2 枚克氏针可以辅助定位。

钢针的长度和直径：根据患者体型，可以选择 4～6 mm 直径的钢针。钢针的长度同患者的肥胖程度有关，手术时应尽量备齐不同直径和长度的钢针，使手术时有较大的选择余地。

钢针的位置和数量：根据外固定是临时固定还是最终固定和骨折稳定的类型，来选择钢针的位置。通常钢针位于髂前上棘后方 2～3 cm 的髂骨翼和髂前下棘处，后者方向指向邻近髋臼的致密骨。根据钢针的牢固程度，选择 2 枚或者 3 枚钢针。

并发症：骨盆骨折外固定并发症在长期固定为 62%，临时外固定为 21%。最常见的是伤口感染，骨髓炎也有报道。据文献报道，作为永久固定的外固定支架针道感染发病率约为 50%，而临时固定的发病率为 13%。因此这些作者更推荐将外固定支架用于临时固定。针道感染与针的直径、骨坏死、皮肤张力和针道护理等都有关系。其中，针道周围的皮肤张力是最主要的因素之一。

固定针的松动是另外常见并发症，应用羟基磷灰石（hydroxyapatite，HA）涂层的骨针进行固定，能够增加骨整合和界面强度，并减少感染的风险，同时并未增加取出难度。

其他并发症包括神经损伤、骨针穿透髂骨和髋臼等。股外侧皮神经损伤偶见于骨盆外固定支架的固定过程中。

术后护理：应密切观察钢针置入后针道周围的软组织情况，在置入时应充分考虑针道周围皮肤的张力。针道及时更换辅料，一旦发现张力较大，应切开减张。针道每日消毒处理，如渗出较少，通常无须覆盖。针道可以用双氧水及碘伏等消毒液处理，同时可以口服抗生素预防感染。

2.内固定　内固定能够提供更为稳固的固定，没有针道感染等并发症，护理更加方便，已经成为不稳定骨折的常规选择。通常来说，骨盆前环内固定比外固定更加坚强，而垂直和侧方不稳定的C型骨折仅靠外固定无法获得足够的稳定性。

内固定的适应证：耻骨联合和耻骨支骨折前方固定的适应证包括：①耻骨联合分离。不稳定的C型骨折，耻骨联合分离大于2.5 cm；②耻骨支骨折。耻骨支明显移位或者合并血管或神经损伤。

骨盆后患断裂后方内固定的适应证包括：①骶髂关节不稳定。移位超过1 cm，尤其是经过骶髂关节者；②开放性骨折伴后方伤口（非会阴部）；③后方结构不稳定伴髋臼骨折。

骨盆内固定的优点：骨盆损伤的患者在没有内固定治疗以前，伤残畸形如双下肢不等长等较常见。通过内固定，可以获得较为稳定的固定，使解剖复位得以维持，减少了上述畸形并发症。如前所述，外固定较难获得稳定的生物力学固定，需要更换内固定或者加用内固定获得稳定的固定。目前术中透视和导航技术的进步，使内固定亦可微创操作，减少了手术损伤和手术时间，降低了感染等并发症。内固定治疗的患者通常可以更早地下床进行活动，方便护理并减少住院时间。

内固定的禁忌证和危险因素包括患者的全身状况、局部因素和手术条件等。患者必须在生命体征稳定、合并损伤得到有效救治后，方可进行内固定手术。手术区域如果有膀胱或结直肠损伤，将增加手术内固定的感染机会。主治医师对骨盆骨折的了解和熟练程度也会极大影响手术效果，一旦患者病情平稳，应请有骨盆手术经验的医生共同救治。在手术过程中，良好的术中透视设备也必不可少。

术前准备：①全身状况。通过急诊抢救和监护室的救治，患者获得稳定的血流动力学状态。对颅脑、胸腹部外伤也应进行积极全面的检查和干预。如果患者有盆腔脏器损伤需要造瘘和引流，可能增加内固定手术感染的机会，应尽量远离造瘘口手术。②临时固定。可选择骨牵引或者外固定作为临时的固定技术。选择股骨髁上牵引或者胫骨结节牵引，能够复位骨折和维持复位。外固定则可以临时提供骨盆的部分稳定性，方便护理和搬运。如需更换内固定，应使用骨牵引替代外固定，观察伤口无感染，方可实行内固定。③抗生素预防性使用。如果患者伴有泌尿道或肠道的损伤，应使用抗生素预防感染。骨盆骨折内固定手术通常创伤较大，术前应常规使用抗生素预防感染。④预防性抗凝。血栓栓塞性疾病是骨盆骨折患者的主要问题，尤其是延期手术时。如果患者伴随的其他损伤无明显禁忌证，可以使用预防性抗凝。通过深静脉超声检查等明确深静脉血栓形成情况，如确定有血栓形成，需请血管外科医师会诊治疗，必要时可安放静脉滤网。

下面简要介绍常用内固定技术。

后路经皮穿针骶髂螺钉固定：患者通常采取俯卧位，这样可以必要时进行切开。手术床必须能够方便地进行透视，术中透视包括骨盆的入口位、出口位、前后位和骶骨的侧位。早期损伤后的骶髂关节复位可以通过前方解剖复位内固定之后获得。如果闭合复位失败，可以切开进行骶髂关节复位。但如果前方已经固定，则可能需要先拆除方可获得后方复位。

通常用于固定结构相对完整的骶髂关节脱位和骨折脱位，螺钉垂直骶髂关节打入，对关节起到加压作用。理想的螺钉位置是经 S_1 椎弓根进入 S_1 椎体，如果是两枚螺钉，一枚在 S_1 椎体上终板下方中部，另外一枚则位于椎体中部前缘。注意螺钉不能指向骶岬，也不能穿出上终板到 L_5S_1 间隙。

经皮螺钉固定耻骨上支骨折：患者仰卧位，手术床必须透光，并允许透视机 C 形臂旋转以完成骨盆入口和出口位的透视。术前应先透视获得清晰的入口位和出口位骨盆像。骨折可以通过股骨远端牵引进行复位，如果复位欠佳，则可以通过切开获得满意复位。理想的入针点在耻骨结节下方位于耻骨联合外侧的位置，在健侧耻骨结节水平并靠近阴茎或者阴阜基底部处切开，方便螺钉拧入。透视引导下打入导针，逆行穿过耻骨上支，通过骨折线并在髋臼上方穿出骨盆皮质。选择合适长度的螺钉固定，对骨折进行加压。尽量避免反复操作，造成螺钉固定稳定性下降。

耻骨联合交锁、分离以及耻骨支骨折：患者平卧位于可透视手术床，通常采用 Pfannenstiel 入路，在耻骨上支上方约一横指处水平切开，显露耻骨联合和耻骨支上缘和后方。耻骨联合交锁或者耻骨支骨折，常由于内旋暴力引起，骨折复位需要半骨盆的外旋。完成复位后，通过使用 4～6 孔的钢板可以固定获得足够的稳定性。对于耻骨支骨折，根据骨折的长度选择合适长度钢板。

耻骨联合分离的复位需依靠复位钳，可将点状复位钳伸入闭孔中进行复位。也可将复位螺钉打入耻骨体，但注意不要妨碍钢板的放置。目前多选择 4 孔钢板放于耻骨联合上方，使用松质骨螺钉固定。除非患者有严重骨质疏松，否则无须加用前方钢板。

髂骨翼骨折经皮内固定或切开复位内固定：髂骨翼骨折块若较大，并且能够闭合复位，可以考虑经皮螺钉固定，或考虑切开钢板固定。复位骨折时可以使用斯氏针协助牵引复位，复位成功后，克氏针暂时固定，然后于透视引导下打入螺钉固定。

稳定的关节外髂骨骨折：骨折可以通过骨盆内或后外入路手术，需依靠打入髂前上棘的斯氏针通过撬拨复位。复位后，使用拉力螺钉固定骨折，可以加用重建钢板或者 1/3 管型钢板进行中和。

不稳定的关节外髂骨骨折：关节外髂骨骨折多为斜行，沿髂骨翼向内剥离，可显露骨折，为放置复位钳，可向髂骨外板略作分离显露。大多髂骨骨折复位相对容易，复位后，可考虑使用拉力螺钉，或者沿髂嵴内缘放置重建钢板固定。

关节内髂骨骨折：手术入路的选择主要根据髂骨骨折线与骶髂关节的关系。如果患者俯卧位，可以选择骨盆后方入路的垂直切口，切口沿骶髂关节略外侧垂直切开，能够显露髂骨和整个骶骨后面。患者若侧卧位，尽管骶骨暴露仅能过中线，但是可以通过扩大切口，显露髂嵴，放置复位钳协助复位。患者亦可以“漂浮”体位，能够增大后方的显露范围和方便螺钉打入。但是后方入路在坐骨大切迹水平的前方，由于有臀上神经血管束，显露受到限制。故只累及骶髂关节前部的骨折脱位，经前方入路更加安全且方便。半月形骨折最为常见，复位通过在髂嵴水平用Farabeuf钳完成复位，复位螺钉不要太长，防止进入骶骨妨碍复位。复位后，在髂嵴和髂后上棘水平打入两枚拉力螺钉固定骨折，也可以沿髂嵴用重建钢板固定。

骶髂关节脱位或骨折脱位：骶髂关节脱位或伴有骶骨或髂骨的骨折脱位，都属于不稳定的C型骨折。前方骨折脱位如果为耻骨联合分离（大于10 mm），或者耻骨支骨折（大于20 mm），需要同时内固定治疗。此类骨折如果为耻骨联合分离，可以先固定前环，否则先固定后环。

患者经后方入路复位内固定时采取俯卧位，通过骶髂关节后方入路显露骨折脱位的骶髂关节。最简单有效的复位方法是，使用大复位钳夹在骶骨棘突和髂骨上进行复位，也可经坐骨大切迹跨过骶髂关节放置复位钳进行复位。可以选择骶髂螺钉固定，方法与经皮固定类似。螺钉经髂骨打入S_1椎体更为牢固。最佳入针点位于髂嵴至坐骨大切连线中点两侧，距臀嵴前方约15 mm处。通过透视确定入针点。但是与单纯骶骨骨折不同，骶髂关节脱位需联合骶骨棒或接骨板固定。若采用这两种固定，则需在对侧髂骨后方做第二个切口。经软组织深层钝性剥离，插入钢板或者骶骨棒固定双侧髂骨翼。注意不要损伤骶管，同时此方法会使皮下组织较少的患者容易感到不适，甚至造成压疮。

骶骨棒多用于单侧不稳定的骶骨骨折，如果与骶髂螺钉一起可以用于骶髂关节脱位的固定。从一侧髂骨翼插入，经骶骨背侧到达对侧髂骨翼。可选用两棒固定，两根棒分开2～4 cm。也可采用预弯成“U”形的重建钢板，自一侧髂骨翼，经软组织隧道和骶骨的背侧钝性分离后，插到对侧髂骨翼，两侧进行固定。也可采用前路复位和固定骶髂关节脱位，入路选用髂腹股沟入路即可。患者仰卧位于可透光手术台上，略屈膝屈髋，以松弛股神经和腰$_5$神经根。复位可以通过下肢牵引协助复位，也可使用骨盆复位钳进行复位，骨折移位多为向后、向上的移位。复位后，采用横跨骶髂关节前方的接骨板进行固定，一般需2块接骨板以控制旋转。接骨板可以选择3～4孔，髂骨侧骶髂关节向前外侧迅速变薄，仅3 cm以内骨质较厚，利于螺钉固定。

（二）不同类型骨盆骨折的治疗

1. 骨盆后环骨折或骨折脱位的手术内固定

（1）骶骨骨折（C1.3型）。根据Denis分型系统，骶骨骨折根据部位不同分为三区，1区为骶骨翼区，2区为骶孔区，3区为中央区。神经损伤发病率在1区为5%，2区为28%，中央区为56%。对于稳定的垂直骶骨骨折，骶髂螺钉固定已是标准的治疗方法。也可以选择髂骨棒或者骶髂重建钢板固定。无移位或者微小移位的骶骨骨折，无须切开，在透视下经皮打入骶髂螺钉固定。有条件的医院可以选择导航打入骶髂螺钉。

对于移位的骶骨骨折伴神经损伤的患者，可考虑切开复位并进行探查，固定仍旧采用半螺纹或者全螺纹的骶髂螺钉经骨折选固定在第一骶骨体。切口为纵行，在中线外侧、髂后上棘内侧，打开筋膜而无须切开肌肉即可看到骨折，清理断端血肿并探查神经根。复位钳复位垂直或前后移位的骨折，另外做一单独小切口经皮打入骶髂螺钉固定，注意螺钉应过骶骨中线。

（2）骶髂关节脱位和骨折脱位（C1.2型）。经髂嵴的前侧入路是骶髂关节脱位和骨折脱位手术复位和内固定的常用入路。使用骨盆复位钳复位脱位的骶髂关节后，用两块4.5 mm的重建钢板固定。如果患者俯卧位，则可以选择骶髂螺钉固定，但后路复位骶髂关节脱位难度较大，需通过手指触摸坐骨切迹确认复位情况。

(3)经髂骨翼骨折(C1.1型)。髂骨翼骨折通常采用髂嵴入路,固定选择3.5 mm的重建钢板或者长的皮质骨螺钉固定。

2.骨盆前环的骨折内固定选择　开书样(open book)损伤(B1型,B3.1型):生物学测试表明,开书样损伤单纯使用外固定无法获得如内固定一样的牢固固定。最佳固定方法是2块钢板固定耻骨联合。临床结果显示两块3.5 mm重建钢板或者1块4.5 mm的耻骨联合固定钢板(4孔或者6孔),足以固定耻骨联合开书样损伤(B型)的外旋不稳定。

三、微创治疗

在进行骨盆的微创内固定之前,首先需要考虑满意的闭合复位。骨盆骨折移位包括:①骨折裂缝或者骶髂关节松弛,此种类型最为简单,甚至称之为无移位的骨折,通常在垂直裂隙加压固定即可使骨折复位;②骨折前后移位、侧方移位和垂直移位,其中前后移位和侧方移位都可以靠手法复位,但垂直方向的移位需通过牵引复位;③骨折块的旋转移位,需通过经皮斯氏针复位;④髋臼的骨折如果形成台阶,很难通过微创复位。

根据骨折类型、移位程度和是否涉及关节面等情况,可以选择不同的复位方法:①闭合复位创伤最小,也是首选的复位方法;②经皮复位,创伤很小,通常通过斯氏针等经皮复位;③如果上述方法无法复位,可以选择有限切开或者小切口进行复位。

闭合复位技术在骨盆骨折具有较高的难度,尤其骨折超过2天以上难度更大。闭合复位时,清晰的透视必不可少。

闭合复位的方法包括:①靠重力复位,一个开书样的骨盆损伤,患者从仰卧位改为侧卧位时,骨折可部分或完全复位,同样的患者俯卧位则无法复位;②手法复位,通过推拉进行复位。髂嵴的外侧和后方、骶骨后面、耻骨上支以及股骨等都可以作为手法复位的受力点。比如开书样损伤可以通过两侧髂骨翼的挤压复位;③牵引是最常用的闭合复位方法,通过垂直牵引来纠正向头侧的骨盆垂直移位。牵引可以是一次性几分钟,也可以为数日,直到手术固定。牵引持续而缓慢地作用于软组织,不会造成软组织的撕裂。

经皮复位:经皮复位多使用斯氏针或其他器械固定骨折块,然后通过固定针来控制骨折的复位,并作为临时固定或者长期固定(外固定支架)。

骨盆钳:在急诊室使用骨盆钳可以闭合复位骨盆后环的裂隙,减少骨盆容量,达到填塞、止血的目的。

斯氏针:最常用于经皮复位,常经皮打入髂前上棘或者髂嵴,作为把手完成复位。

外固定支架:通过外固定支架可以复位骨折,同时对骨折进行固定,维持复位。

切开或有限切开复位:通常采用标准切口,进行复位和内固定,不在本节讨论范围。

透视引导下固定:经皮穿针固定如同介入治疗,通常通过透视按照预定的位置打入螺钉。根据骨折固定需要选择部位进行穿针,除非此处有重要的血管神经需要避开。也可以通过透视打入较细的导针,然后用空心螺钉固定。

微创治疗骨盆骨折的选择:稳定的骨盆骨折可以选择保守治疗。对于仅有前方旋转不稳定的骨盆骨折,如果简单骨折没有移位,可以考虑顺行或者逆行耻骨上支螺钉固定。对于粉碎或者移位的前环骨折,重建钢板更为适合。对于旋转和垂直皆不稳定的C型骨折,通常前方钢板固定后,后方选择微创经皮骶髂螺钉固定。

除斯氏针、外固定支架和带导针的空心螺钉等常规器械外,目前为止尚无单独用于骨盆骨折微创治疗的器械。最常用的是 2.8 mm 的 AO 导针，坚硬而锐利，不易弯曲，可用于导航固定。半螺纹的空心螺钉用于加压固定，全螺纹仅用于无须加压的骨折或者仅需通过螺钉维持形状的粉碎骨折。

经皮固定最主要的风险是神经和血管的损伤，透视引导的目的除确定固定位置和观察复位外，也需要避免重要组织损伤的危险。这些重要组织包括神经根、骶管、骨盆内的血管以及坐骨神经等。

二维透视在骨盆骨折的微创治疗中最为常用，但在骨质疏松和肥胖患者显影欠清晰。通过骨盆入口位和出口位，可引导打入骶髂螺钉，闭孔位有助于确定髋臼顶部螺钉的置入。三维透视作为新一代的透视设备，尚未普及使用。术中 CT 相对于透视，尽管精确，但是设备庞大且费用较高。

和上述单纯透视不同，计算机导航可以根据术前的三维 CT 扫描结果进行术中导航，同时结合术中透视，对经皮螺钉固定起到精确的定位。值得注意的是，导航手术在屏幕上的操作并非与实际操作完全一致，任何术者都应记住这一可能。产生这种失配的原因可能有两种：一种是导航地图与患者解剖的失配，主要由于患者身上的参照物移位所致；另外一种是患者解剖的改变，比如复位后，使术前的 CT 结构发生改变。

基于二维透视的导航是目前应用最广的导航，通过术前或者术中的 C 型臂透视获得图像来进行导航，最新的三维透视导航也逐渐开始在临床应用。CT 和 MRI 导航仅在二期手术时使用，因为需要特殊的手术器械，并且对手术室消毒条件要求严格。

经皮耻骨上支螺钉：逆行耻骨上支螺钉早在 1995 年即有报道，主要用于固定无移位和非粉碎的髋臼前柱骨折，以及耻骨上支中部的骨折固定。上述骨折也可以经髂腹股沟入路切开复位，用重建钢板固定。

骶髂螺钉：骶髂螺钉从髂骨侧方打入，经骶髂关节进入上位骶骨椎体，主要用于固定骶髂关节脱位或骶骨骨折。骶髂螺钉的固定方法和位置，在前文已有提及。患者可以侧卧位或俯卧位进行操作，也可以借助于透视或者 CT 引导。患者健侧卧位可以通过重力复位，但俯卧位可以提供双侧入路，而仰卧位则较难操作。

第三节　开放性骨盆骨折

开放性骨盆骨折(open pelvic fracture)是指骨盆骨折，且发生骨折部位与外界相通；骨盆骨折通过生殖系统、下消化道而与体外相通者亦是开放性骨盆骨折。与骨折部位合并有大面积软组织脱套或缺损相比，伴有生殖系统或下消化道损伤的开放性骨盆骨折较为隐匿。开放性骨盆骨折是创伤骨科面临最为棘手的难题之一，其不仅死亡率极高，而且预后常常不满意。

一、开放性骨盆骨折的诊断

开放性骨盆骨折的诊断是在骨盆骨折确诊的基础上，进一步判断骨折部位是否与外界相通。若诊断明确时，应注意：这是极度严重的暴力性损伤，应排除是否伴有多器官损伤；骨盆的“容器”效应消失，出血量会显著高于闭合性骨盆骨折；感染率显著上升。

开放性骨盆骨折大体有两种，即明显的和隐匿的，有时候两种可以同时存在。明显的开放性骨盆骨折诊断不困难，只要在骨盆骨折确诊的基础上，发现有骨折部位与外界相通，即可诊断为开放性骨盆骨折。对体表皮肤无破损、出血，骨盆骨折与直肠或阴道相通的隐匿的开放性骨盆骨折，诊断要困难得多。除常规行骨盆正位、出入口位以及三维CT检查外，还需要进行其他非常规的检查。骨盆骨折与膀胱或尿道相通时，一般不考虑为开放性骨盆骨折；若原先合并有慢性尿路感染，则另当别论。

对于开放性骨盆骨折的诊断应强调的不是借助仪器的实验室或特殊检查方式，而是通过体格检查来进行甄别。对于怀疑有开放性骨盆骨折的患者，应常规行直肠和阴道的指检；应重点观察会阴和肛周是否有异常的隆起、淤血淤斑。由于特殊检查仪器自身的局限性，不能将阴性的检查结果用来排除隐匿的开放性骨盆骨折。

实验室检查常规应包括血常规、凝血功能、尿常规及粪常规（包含OB试验）检查等。血常规有助于评估失血性贫血的严重程度，凝血常规检查能评估是否存在凝血障碍。尿常规及粪常规检查若发现红细胞或血红蛋白，对于判断开放性骨盆骨折具有提示性意义。所有的开放性骨盆骨折患者均应急诊行血型鉴定，以准备为紧急输血节约时间。除常规的影像学检查之外，超声检查有助于判断泌尿系统损伤，肠镜检查有助于判断可疑的直肠损伤等。对于开放性骨盆骨折，兼备诊断和治疗作用的特殊检查为血管造影技术（angiography），它不仅可以明确可疑的盆腔内动脉出血，而且对于活动性出血点，可以借助球囊或栓塞进行阻断，为急诊手术赢得宝贵时间。血管造影和球囊阻断/栓塞技术被认为是近年来治疗开放性骨盆骨折最重要的进展之一。

如上所述，开放性骨盆骨折多由极度严重的暴力性外伤所致，骨科医师不能仅将注意点放在骨盆骨折上。合并的头部和胸腹部损伤是早期致死最常见的原因之一。因此，对于高能量的开放性骨盆骨折国外都在有经验的创伤中心进行治疗。对于生命体征和血流动力学不稳定的患者，还应进行血气分析及其他常见的实验室检查。

二、分类和评估

对开放性骨盆骨折进行分类和评估不仅是评价疾病严重程度、判断预后及死亡率的必然途径，也是总结和交流疾病治疗经验必需的方法。由于开放性骨盆骨折的特殊性，其分类和评估有多种方法，除常规需采取骨盆骨折的分型系统（如AO分型、Young-Burgess分型）之外，还需要包含其他几种特殊的评分方法。由于篇幅限制，本文中仅作简要的概述，详尽可见相应的评分细则。

1. 损伤严重程度评分（injury severity score，ISS）　ISS方法是Baker于1974年提出的损伤严重程度计分法。针对6个损伤部位（头颈、胸部、腹部、脊柱、四肢和体表）分为1～5分，然后选择3个损伤最重的部位评分并进行平方，其平方之和即为ISS分值，分值范围0～75分，分值越高损伤越重。

由于开放性骨盆骨折多为复合型损伤，ISS能够较好地反映出损伤的严重程度，并且使用方便，适合于急诊使用。尽管后来经过改良，并推出了新的损伤严重程度评分系统（NISS），但其使用范围不及ISS广。

2. Glasgow昏迷评分（glasgow coma score，GCS）　GCS更多地应用于颅脑外伤患者的评价，开放性骨盆骨折患者合并有颅脑外伤的比例较高，因此，以往的研究报告也采纳GCS作为损伤的评价方法。GCS评分包括三个方面，即运动能力、语言能力和睁眼能力。最高分为15分，为表示意识清楚；12～14分为轻度意识障碍；9～11分为中度意识障碍；8分以下为昏迷。分数越低则意识障碍越重。

3. Jones-Powell 分型　Jones-Powell 分型是专门用于开放性骨盆骨折的分型方法，依据骨折稳定性及有无合并直肠或会阴部伤口，可以将开放性骨盆骨折分为Ⅰ型、Ⅱ型、Ⅲ型三种类型(见表 3-1)。该种分型方法简便易用，被美国部分创伤中心采用。

表 3-1　开放性骨盆骨折的 Jones-Powell 分型

Ⅰ型	骨盆环稳定
Ⅱ型	骨盆环不稳定，但不累及直肠或会阴
Ⅲ型	骨盆环不稳定，累及直肠或会阴

4. Gustilo 分型　Gustilo 分型是开放性骨折最经典的分型方法，这种分型系统更常用于四肢开放性骨折，用于开放性骨盆骨折时，具有一定的局限性。Gustilo 分型依据创面的大小、污染情况、有无血管神经损伤等情况，将开放性骨折分为Ⅰ型、Ⅱ型、Ⅲ型。对于开放性骨折的评估和治疗具有一定的指导意义。但 Gustilo 分型用于开放性骨盆骨折时，需进一步考虑是否有直肠或会阴损伤存在的特殊情况。

ISS 和 GCS 评分有助于评估开放性骨盆骨折患者损伤，尤其是合并伤的严重程度。GCS 对于合并脑外伤患者具有优势，而 ISS 评分则被更广泛地使用。近年来多项研究发现，ISS 和 GCS 评分与早期死亡率及并发症发生率密切相关；Jones-Powell 和 Gustilo 分型则有利于全面评估骨盆骨折开放性损伤的严重程度；Jones-Powell 分型系统的重要意义在于强调累及会阴及直肠的开放性损伤的特殊性；而 Gustilo 分型则更具备普遍性，在应用于开放性骨盆骨折时，结合采用 Jones-Powell 分型则可弥补其不足之处。Jones-Powell 分型、Gustilo 分型与判断开放性骨盆骨折早期死亡率及并发症发生率也紧密相关，并且对于治疗方案在一定程度上起到决定性作用。

三、急诊处理

急诊处理开放性骨盆骨折应在全身情况的评估之后，首要任务是维持血流动力学和基本生命体征的稳定，在此基础上可对危及生命的头部、胸腹部外伤进行紧急手术治疗。对于不稳定的开放性骨盆骨折，需要借助外固定器或者有限内固定方式恢复骨盆稳定性，重构骨盆的“容器”效应，减少出血。对于严重的开放性骨盆骨折，需早期采用广谱抗生素预防感染。对于合并直肠撕脱伤或会阴部严重损伤的病例，可早期行直肠造瘘术以降低盆腔感染发生率。

1. 维持血流动力学和基本生命体征稳定　严重的暴力性外伤致开放性骨盆骨折常合并有血流动力学和一般生命体征不稳定，这不仅与早期大量失血有关，也和多器官损伤关系密切。急诊处理的主要手段包括大量补液输血、应用维持性药物治疗，同时应积极处理危及生命的合并性损伤。此可参照高级生命保障系统(advanced life support，ALS)和高级创伤生命保障系统(advanced trauma life support，ATLS)。为节约宝贵的抢救时间，所有开放性骨盆骨折患者在入院后即开放多条静脉通路，行血型鉴定、备血。对于有条件的医院，可行血管造影检查，排查较大的活动性出血并进行栓塞。对于有髂(股)血管撕扯性损伤的病例，受伤时出血往往无法控制，患者常常在事故现场即已死亡。除了失血这一开放性骨盆骨折早期死亡最常见的原因以外，另一个最常见的原因是合并性损伤，如颅脑出血、心包出血、肝脾破裂等，在维持基本生命体征的同时进行急诊手术。

2.骨折的早期处理　对于开放性骨盆骨折端的早期处理，主要是通过外固定器将不稳定骨折变为相对稳定性的骨折。重构骨盆的稳定性具有极其重要的意义，其不仅能够恢复骨盆的“容器”效应，减少出血，还可以降低不稳定骨折带来的膀胱或直肠损伤等潜在的继发性损害。而对于稳定性骨盆骨折，早期手术主要目的是为彻底清创后关闭创面，力争将其变为清洁伤口后再行二期手术。

不稳定的开放性骨盆骨折同样分为前环不稳定和后环不稳定，前环和后环同时不稳定者也非常常见，往往这部分骨折移位非常明显，最严重的类型即为创伤性半骨盆离断。为恢复骨盆的稳定性，经典的方法为采用外固定支架固定于双侧髂骨翼，以恢复前环的稳定性；也可在彻底清创后，采用多枚克氏针的方法固定骨折。后环不稳定也可在急诊清创的同时，采用骶髂螺钉或穿骶骨螺栓固定，近年来也有人提倡采用钢板固定骶髂关节。Leenen 等报道了早期即行内固定治疗开放性骨盆骨折，取得了较好的治疗结果，且并发症发生率较低。当然，对开放性骨盆骨折采用何种早期固定方式，应具有个体特异性，在遵循个体损伤特点的基础上，按照损伤控制原则，对该类复合型损伤进行合理治疗。

3.预防感染　对于累及直肠或泌尿生殖系统损伤的开放性骨盆骨折，早期预防性使用广谱抗生素预防感染非常重要，由严重的盆腔感染引起的败血症是开放性骨盆骨折晚期死亡最常见的原因。高级抗生素似乎并没有降低败血症的发生率，预防感染最有效的方法仍是早期彻底有效的清创术，将创面内的异物、坏死组织以及排泄物等清除彻底，争取将污染的伤口变为清洁伤口。除早期彻底的清创和广谱抗生素使用之外，各种创面覆盖、负压吸引装置的使用也有利于新生组织形成和感染控制。

4.直肠造瘘　对于伤及直肠或会阴撕脱的 Jones-Powell Ⅲ型开放性骨盆骨折，直肠造瘘术有利于控制感染、促进创面愈合。1978 年，Rothenberger 等对 604 例骨盆骨折进行回顾性分析，开放性骨盆骨折约占 4%；研究发现，早期行直肠造瘘结合使用抗生素可以降低感染发生率。然而，由于直肠造瘘手术本身会带来较多的护理和外科方面的问题，将其应用于开放性骨盆骨折的治疗一直以来也存有一定的争议。Pell 等将开放性骨盆骨折分为两类：累及会阴(包括直肠、坐骨直肠窝、生殖器)和累及非会阴(指上方耻骨支、髂嵴、前方大腿根部)。通过对 14 例开放骨盆骨折进行分析：5 例累及会阴损伤，予以直肠分流术，无死亡病例；9 例无会阴损伤，不予以直肠分流术，也无死亡。直肠分流术并非常规应用于开放性骨盆骨折，对于有会阴损伤的开放性骨盆骨折，直肠分流术或许可以提高存活率。2006 年，Lunsjo 和 Abu-Zidan 对直肠造瘘术是否能够预防开放性骨盆骨折的感染率进行了系统综述。他们认为，由于目前所有相关研究都是回顾性的，且缺乏必要的统计学分析，直肠造瘘术能否预防开放性骨盆骨折的感染仍将继续存有争议。根据治疗经验，当开放性骨盆骨折伴有直肠撕脱伤或严重的直肠穿透性损伤不能一期修复时，应常规行直肠造瘘术。开放性骨盆骨折应该在有治疗经验的外科医生团队共同参与下治疗，以权衡各种侵入性操作的利弊，尽量减少不必要的手术操作。

四、治疗

开放性骨盆骨折的最终治疗方案取决于患者的一般情况恢复进程，在血流动力学稳定、重要脏器功能障碍排除以及局部软组织条件良好的情况下，方可对不稳定或移位显著的骨盆骨折进行切开复位辅助固定手术。一般认为，开放性骨盆骨折手术指征应更加严格，以避免不必要的手术侵害。对于复位良好、固定可靠的早期外固定方式，不必一概在后期更换为内固定。需要指出的是，受伤至手术时间(injury-to-surgery interval，ISI)这一概念在骨盆骨折治疗中尤为重要，当ISI大于3周时，骨折复位难度明显加大。对于早期易复位的骨盆骨折，作者倾向于使用微创手术进行内固定手术，前环可通过微创的髂腹股沟入路进行操作，这一入路不必显露髂-腹股沟内的血管神经结构，直接在骨膜外构建软组织通道，预弯重建钢板进行内固定，术中出血一般小于100 mL。对于骶髂复合体损伤的患者，可在复位后采用经皮骶髂螺钉固定的方法。

然而，部分开放性骨盆骨折要在伤后数月方能接受手术，此时，复位困难是术者首要面临的问题。对于微创治疗不合适的开放性骨盆骨折累及髋臼的病例，可进行切开复位。开放性骨盆骨折的切开复位内固定与闭合的骨盆骨折并无很多特殊之处，术者需要术前认真研究常规手术切口与软组织创面的关系，以及与直肠造瘘口的关系。

回顾性分析了迄今报道病例数量较大的开放性骨盆骨折研究资料，总结治疗结果如下：Perry回顾性分析1970—1978年738例骨盆骨折，31例(4.2%)为开放性骨盆骨折。开放性骨盆骨折的死亡率为42%，而闭合的骨盆骨折死亡率为10.3%。开放性骨盆骨折构成了骨盆骨折最常见的死亡原因，而开放性骨盆骨折常见的死亡原因为出血、败血症及肾衰。开放性骨盆骨折中大血管损伤占19%，也是大量出血的主要原因之一。治疗方案主要针对补充血容量、大血管损伤的修复以及控制腹膜后出血，一般使用闭式引流系统。当合并有会阴、生殖系统或直肠损伤时，应该行直肠造口术，以降低败血症的发生率。1978年，Rothenberger等对604例骨盆骨折进行分析，开放性骨盆骨折约占4%；其中，行人或骑单车发生开放性骨盆骨折的风险是交通事故伤者平均水平的10倍。几乎所有的患者都合并有多发性损伤，死亡率达50%。死亡的主要原因为大血管损伤或弥漫性腹膜后出血导致的大量出血和感染。早期治疗应该以恢复血容量、识别并修复大血管损伤、减少腹膜后出血为目的。早期行直肠造瘘、使用抗生素对于降低感染发生率有益。1984—1988年，加州大学Davis医学中心，43例开放性骨盆骨折进行回顾性分析，其占全部骨盆骨折的4.8%(43/890)。开放性骨盆骨折采用Gustilo-Anderson分型，ISS评估严重程度。ISS的平均分为30分，存活者ISS平均为26分，死者为40分。死亡影响因素的卡方分析发现，最重要的影响因素是ISS评分和年龄，此外Ⅲ型开放性骨折和不稳定的骨盆骨折也有重要影响。出血、脓毒症和合并损伤是最常见的死亡原因。最常见的受伤原因为行人被机动车撞伤，只有2例为单纯的开放骨盆骨折，其余都合并有重要器官损伤，平均每人3.1处。骨盆骨折类型采用Pennal分型，16例为前方挤压，8例为侧方挤压，6例为垂直不稳定。当ISS评分和年龄相加大于70，死亡率为80%；若小于70，死亡率为4%，对多伦多大学Sunnybrook医学中心1987—1995年共1179例骨盆骨折进行回顾性分析。44例为开放性骨盆骨折，占4%，平均年龄为30岁，较骨盆骨折整体人群年轻9岁，75%为男性，27%为车辆撞击引起，为不稳定性骨盆骨折，需要更多的输血量(入院第一天平均16单位，入院期间平均29单位)。5例患者有会阴伤、未行直肠分流，结果6处感染。11例患者死亡，6例失访，27例平均随访4年。慢性的功能不全常见，SF-36评分显著低于一般的骨盆骨折。

五、预后相关因素

开放性骨盆骨折预后常不满意，这不仅和开放性骨盆骨折本身有关，而且与合并性损伤关系密切。开放性骨盆骨折预后相关因素都是研究者通过回顾性分析多中心病例，并与合适的对照组病例进行统计学比较得出的。我们在了解这些预后相关因素的同时，也应认识到这些研究可能受病例特点、救治团队的治疗水平、社会经济因素影响等干预，使这些看不见的因素也成为预后相关因素。

预后相关因素研究最多的是ISS评分，当ISS评分超过临界值时，早期死亡率和严重并发症发生率呈几何级数上升。如Hanson等报道了43例开放性骨盆骨折，ISS的平均分为30分，存活者ISS平均分为26分，早期死亡患者为40分。此外，他们还发现年龄与早期死亡率密切相关。GustiloⅢ型开放性骨折与不稳定性骨折也是死亡率的影响因素。当ISS评分和年龄相加大于70，死亡率高达80%；若小于70，死亡率仅为4%。

患者年龄是影响预后的重要因素。开放性骨盆骨折患者一般较闭合性骨盆骨折患者年轻，这和开放性骨盆骨折的损伤特点有关。高龄的开放性骨盆骨折患者早期死亡率明显高于高龄的闭合性骨盆骨折患者，也高于开放性骨盆骨折的年轻患者。这和老年人多系统损伤的耐受能力较弱有关，也可能与受伤前不同器官潜在性疾病有关(如肝肾功能不全、高血压等)。与早期死亡率及严重并发症发生率有关的另一个可量化因素是早期输血量，包括第一天输血量和总输血量，当第一天输血量大于15单位、总输血量大于30单位时，患者的死亡率和严重并发症发生率显著上升。

根据治疗经验，除上述因素外，与死亡率和严重并发症发生率密切相关的因素还包括：开放性骨折的严重程度(根据Gustilo分型或Jones-Powell分型)、骨折的稳定性和移位程度以及是否合并重要血管神经结构损伤和手术因素。复合伤治疗团队的综合水平以及手术质量是开放性骨盆骨折救治过程中根本性影响因素之一，目前国外较大城市都成立了结构合理、设备先进的创伤救治中心，对于提高开放性骨盆骨折的治疗水平起到重要作用；但对于中国而言，仅有部分城市拥有符合要求的救治中心和经验丰富的救护团队，还需要在设备和技术上给予足够的重视。

六、并发症

这里指的并发症并不刻意将开放性骨盆骨折合并存在或者潜在的病理过程与继发性损害区分开来，所用的早期和晚期并发症概念也与一般的创伤骨折不同。此处的早期并发症是指在急救室或急救过程中发生的病理过程，而晚期并发症是指在住院过程中或手术后、康复过程中和骨折愈合后出现的病理现象。早期并发症以大量出血、多器官功能障碍综合征(multiple organs dysfunction syndrome，MODS)合并休克为典型，晚期并发症以败血症、慢性疼痛为代表。

1.早期并发症

(1)失血性休克。失血性休克是开放性骨盆骨折早期最常见且危险的并发症。开放性骨盆骨折时，骨盆的容器效应消失，常常合并有大血管损伤，早期出血量可达数千毫升，部分患者在事故现场即已死亡。对于送至救治中心的伤者，首要任务是维持血流动力学稳定，预防休克的发生。失血性休克是开放性骨盆骨折患者早期死亡最常见的原因。

(2)MODS。开放性骨盆骨折患者早期发生多器官功能不全与多种因素有关，联合存在的头部、胸腹部合并损伤是MODS发生的基础条件之一，失血造成器官灌注下降是促成MODS的重要因素，而严重创伤引起的全身性炎症反应过程则会加速MODS恶性循环。在开放性骨盆骨折救治早期，预防 MODS 最有效的手段是改善器官灌注，抑制瀑布式炎症反应。同时，对合并存在的其他器官损伤应进行合理、有效的干预。

(3)血栓和空气栓塞。血栓和空气栓塞在开放性骨盆骨折中并不少见，这与高能量损伤以及血管自身损伤有关。髂-股血管在挤压或撕脱性损伤机制下，常导致血管内膜损伤，甚至血管钝性离断。大动脉或静脉的血栓常常还需在血管造影或手术探查时进一步明确，紧急时需行血管探查、切开取栓或者血管移植术。深静脉血栓脱落常常是致命性的，清创术时需尤其谨慎。在大血管损伤时，空气栓塞也可能会发生，其后果与进入血管空气的量有关。在清创时，使用双氧水溶液也有可能会造成空气栓塞。

2.晚期并发症

(1)败血症。开放性骨盆骨折后期败血症的发生率报道不一，这不仅和开放性损伤的部位及严重程度有关，也和早期处理的及时性及彻底性有关。当开放性骨盆骨折伴有直肠撕脱性损伤，致排泄物污染盆腔时，若早期清创不彻底，后期出现盆腔感染、进展至败血症的可能性极大。对于直肠撕脱性损伤，尽早行直肠或结肠造瘘。在早期彻底清创、肠道改道的基础上，广谱性抗生素的应用及全身支持治疗有利于抑制感染。后期出现败血症是开放性骨盆骨折最常见的死亡原因之一。一旦盆腔感染及败血症明确，则需要积极进行外科干预及抗感染治疗。

(2)慢性疼痛。和闭合性骨盆骨折一样，慢性疼痛也是开放性骨盆骨折最常见的晚期并发症。研究表明，当损伤累及骶髂复合体时，慢性疼痛的发生率显著高于骨盆前环损伤。骨盆骨折后慢性疼痛的原因目前仍不完全清楚，但其与骨折移位程度、复位质量、神经损伤、年龄等众多因素有关。多数慢性疼痛不影响患者的日常生活，口服镇痛类药物即可缓解。

(3)性功能异常。性功能异常在骨盆骨折中也较常见。理论上，开放性骨盆骨折患者的性功能异常发生率要高于闭合性骨盆骨折。对于严重暴力致 Jones-Powell Ⅲ 型骨折，性功能异常有可能是永久性的。但由于患者流动性大，且既往术者对此方面重视程度不够，因此目前国内尚无此方面统计学数据。

第四节　儿童骨盆骨折和老年骨盆骨折

一、儿童骨盆骨折

儿童骨盆骨折发生率较低，仅占骨盆骨折患者总数的 3%，其多为高能量损伤所致，并多伴有其他系统损伤。一旦发生复合伤，患儿死亡率较高，因此在临床上需高度重视。此外，由于儿童处于生长发育阶段并且年龄跨度大，其解剖结构较为特殊，因此对患儿的骨盆骨折的诊断和治疗有其自身特点，如处理不当，可造成患儿不可挽回的后遗症，且对其后期生长及心理发育有着长远影响。

(一)解剖特点

儿童骨盆处于发育期，各阶段骨盆形态均有所不同。骨盆主要由坐骨、髂骨以及耻骨的 3 个初级骨化中心构成。这三个初级骨化中心在髋臼处汇聚，形成髋臼的“Y”形软骨结构。青春期时，“Y”形软骨周围出现多个次级骨化中心，这些骨化中心在影像学上极易被误认为小骨折片，增加了影像学诊断的难度。在坐骨和耻骨之间存在一个双极生长软骨。坐骨耻骨融合是通过不规则的骨化形式完成，这一过程多发生在4～8岁年龄段，约22%的儿童出现双侧不对称。故在这一人群中，生理性的骨骺闭合可能会被误认为是骨痂形成或者新生的反应骨，进而进行骨折的治疗。儿童坐骨结节往往是不规则的，常会被误诊为骨折、感染或肿瘤，尤其有明确外伤史并出现过度骨反应时，更易误诊。耻骨联合处的软骨内骨化过程中，会表现为不规则、波浪状，亦难与创伤性骨折鉴别。故需熟知不同生长阶段儿童骨盆生理性结构，以减少误诊和漏诊情况的发生。

儿童骨盆特有的生物学和解剖学特点，决定了其损伤表现及预后与成人骨盆骨折存在差异。儿童未发育成熟的皮质骨是多孔的，可产生塑性畸形和青枝骨折。儿童骨盆相比于成人骨盆，骨质不易碎，容易在骨与软骨交界处发生分离，而且骨外覆盖了较厚的骨膜，儿童的韧带也相对更坚固，加上生长中心、骶髂关节和耻骨联合等结构，导致儿童骨盆具有更强的抗冲击能力。故儿童骨盆发生骨折，尤其是复杂的粉碎性骨折较为少见；一旦发生骨折，常会伴有邻近软骨的损伤，可发生1型或者2型骺板损伤，并可导致晚期畸形。

由于儿童骨盆结构中含有较多软骨，因此具有较强的弹性。当外力作用于骨盆时，骨盆自身弹性可使之减少形变；当无法恢复原有形状时，即形成塑性形变。因此体检时往往无明显骨折而显示为骨盆不对称，这提示骨盆经历过高能量冲击。即使发生骨折，儿童的骨质周围有较厚的骨膜限制骨性移位，骨折也相对稳定。通常儿童骨盆有骨性或关节连接处的损伤即可视为严重的骨盆骨折。但患儿骨盆具有较大的弹性，因此盆腔内脏器往往无法得到足够的保护，即便未发生明显的骨盆骨折，患儿也会有盆腔脏器损伤的情况发生。

综上所述，儿童骨盆处于发育中，存在骨化中心，且有生理性的不对称，易与骨折在影像学上发生混淆。儿童骨盆发生明显移位的骨折需要更高能量的损伤，同样由于儿童骨盆的弹性，能量可以传递至盆腔内脏器，故在无明显移位的骨盆损伤时，亦可能发生严重的盆腔脏器损伤。上述这些情况在儿童骨盆骨折的诊断和治疗时需要予以考虑，这是儿童骨盆骨折有别于成人骨盆骨折的特点。此外，儿童骨盆骨折可能会损伤到骨化中心，对于远期预后亦会有较大影响。

（二）诊断

儿童骨盆骨折的诊断，需结合相关病史及损伤机制、体格检查、影像学检查以及辅助实验室检查的结果，综合分析判断。

大部分患儿，尤其是清醒且能配合检查的患儿，仅靠体格检查即可发现或排除骨盆骨折。视诊时应将患儿充分暴露，关注其是否存在骨盆不对称、双下肢不等长、骨盆周围包括会阴部位的软组织损伤、尿道或阴道出血、远端足趾颜色差异等提示血管损伤的征象。除了注意疼痛部位外，还需通过触诊来确定骨盆稳定程度。与成人骨盆骨折一样，由于会增加出血风险，应尽量避免反复检查骨盆的稳定性。此外，还需注意对神经系统、泌尿系统、直肠、阴道进行检查。

除了体格检查以外，影像学检查是诊断的“金”标准。影像学检查除了可以辅助诊断儿童骨盆骨折，还可帮助确定治疗方案。影像学检查包括骨盆前后位平片，特殊体位骨盆片（髂翼斜位、闭孔斜位、出入口位），骨盆CT、MRI等。对儿童骨盆骨折的诊断，一般有前、后位平片就足够。体格检查阴性而骨盆平片显示骨折的患儿病例低于1%。如前所述，儿童骨盆处于发育中，存在骨化中心，同时有生理性不对称，因此容易将其误诊为骨折。对于血流动力学不稳定且不清醒的患儿，有必要进行骨盆平片和骨盆CT检查。随着CT的普及，它在儿童骨盆骨折诊断中的地位逐渐提升。尤其当儿童骨盆骨折移位不明显或微小移位更容易被 CT 检测出。同时 CT 还能发现腹部盆腔脏器损伤、盆腔积液、积气等征象。

特殊体位骨盆片对于骨盆骨折急诊诊断价值不大。这是由于,这些检查需患儿配合,且摆放在特殊体位,对于儿童,尤其是刚经历过高能量损伤,这种体位的摆放并不现实。加上,随着 CT 技术的发展,CT 断层扫描几乎可以完全取代这些特殊体位骨盆片。但对于术中监测、术后复查及随访而言,特殊体位骨盆片相对于 CT 而言,更为方便、快速,且花费少,仍具有一定价值。

实验室检查如血常规、动态观察血色素的变化具有辅助意义,可以评估患儿出血量以及是否存在活动性出血,从而及早发现复合伤,早期干预和对症处理。常规进行肝肾功能、电解质、凝血检查等,可及早发现异常,亦为手术做好术前准备。

由于儿童骨盆骨折大部分为高能量损伤,且有可能合并腹部盆腔脏器或血管神经损伤等复合伤,故对于昏迷儿童,需进行生命体征监护。

(三)复合伤

儿童骨盆骨折大部分为高能量损伤,故常常合并有复合伤。文献报道,骨盆骨折的患儿平均合并有 5.2 种复合伤。常见的复合伤包括出血、开放骨折、躯干损伤、四肢损伤、四肢骨折、神经损伤以及泌尿生殖系统损伤等。

1.出血　最为常见,但危及生命的出血很少见。致命性的出血常常是继发于胸腹部器官损伤出血,而不是骨盆血管损伤所致。据报道,腹膜后血肿发生率为 9%～46%,真骨盆中血肿发生率为 9%～39%,骨盆血管损伤发生率为 2%～8%。骨盆后环骨折与骨盆出血相关性极高,因此患儿发现有后环骨折时需警惕骨盆出血的可能。

2.开放骨折　合并有开放损伤的患儿死亡率高达 20%,一旦发生需积极处理和治疗。

3.躯干损伤　约 38.8%的患儿合并有颅脑损伤,14%的患儿伴随有胸部和腹部损伤,3.2%的患儿合并脊柱损伤。

4.四肢损伤　18%的患儿合并有股骨骨折,10.7%伴有胫骨骨折,5.5%伴有肱骨骨折,5%伴有前臂骨折。在复杂骨盆创伤患儿中,9.5%的患儿有上肢损伤,57%有下肢损伤。

5.神经系统损伤　腰骶神经丛损伤较少,为 0.8%～6.1%。

6.泌尿生殖系统损伤　泌尿生殖系统损伤的发生率为 11%～12%,在挤压损伤或者复杂骨盆创伤患儿中发生率可高达 40%～50%。

(四)分型

骨折分型的目的是帮助临床医生和研究人员描述损伤类型,据此制订相应的治方案,并进行预后的预测。事实上,很少有分型系统可以完美地达到该目标。不同于成人骨盆骨折的 Tile 分型和 Young-Burgess 分型,儿童骨盆骨折亦有其分型系统。早期分型有 Turnkey 分型、Orden 分型、Maull 分型,现较少应用。目前常用 Key-Conwall 分型、Torode-Zige 分型及 AO 分型。

1.Key-Conwall 分型

Ⅰ型:骨盆环无断裂(撕脱,髂翼骨折,上/下耻骨骨折)。

Ⅱ型:骨盆环一处断裂。

Ⅲ型:骨盆环两处断裂(前后,跨越骨折)。

Ⅳ型:单独髋臼骨折。

Chia 等报道，Ⅰ型 55.8%，Ⅱ型 27.5%，Ⅲ型 11.7%，Ⅳ型 5%。

2. Torode-Zige 分型

Ⅰ型：撕脱骨折。

Ⅱ型：髂翼骨折。

Ⅲ型：骨盆环一处骨折(耻骨支骨折，稳定的耻骨联合分离)。

Ⅳ型：骨盆环破裂型骨折(不稳定骨盆骨折块、骑跨骨折、伴有髋臼骨折、前环骨折和后环骨折)。

Ⅰ型最少，Ⅲ型最多。综合文献报道，Ⅰ型 3.1%，Ⅱ型 14.8%，Ⅲ型 54.5%，Ⅳ型 27.6%。

3. AO 分型

A 型：骨折稳定，骨盆机械环结构完整。

B 型：部分不稳定骨折，部分后环骨折，旋转不稳定，前后或侧方压缩。

C 型：不稳定骨折，前和后环骨折，垂直不稳定。

Blasier 等报道患儿骨盆骨折中有 70%A 型骨折和 30%不稳定骨折(B 型和 C 型)。Grisoni 则报道有 83.3%A 型骨折、14.5%B 型骨折以及 2.2%C 型损伤。

以上分型系统虽然分型方式各不一样，但共同点是随着类型级别增加，损伤严重程度加重。综合文献分析所示，同一分型系统中，最严重的类型相对最少。这些结果也与儿童骨盆骨折流行病学结果相一致，明显移位的骨折较少。因而对儿童骨盆骨折，保守治疗为主要的治疗方式。

(五)治疗

儿童骨盆骨折的治疗需综合考虑患儿一般情况、血流动力学稳定性、年龄、骨折类型(骨折稳定性)、骨折移位程度。

1. 急诊处理　一方面，儿童骨盆特殊的解剖学特点使其损伤与成人有所不同，儿童骨盆骨折可能无明显移位，但腹部及盆腔脏器却可能发生严重损伤。另一方面，儿童骨盆骨折大部分为高能量损伤，可能合并有出血、颅脑外伤、胸外伤、腹部外伤、四肢骨折、泌尿生殖系统损伤、神经损伤以及皮肤软组织损伤等。在急诊处理时，应全面评估患儿损伤的程度，尤其对于昏迷儿童应常规监测生命体征，动态观察失血量及血常规变化，并与急诊科、神经外科、胸外科、普外科等相关科室共同诊治。因此，临床诊断上单依赖于影像学检测往往不够，还需结合患儿的病史和损伤机制、体格检查结果来进行诊断并制订患儿的诊疗计划。

对于急诊入院的患儿，首先应评估其损伤严重程度。对严重损伤的患儿，应维持血流动力学及生命体征平稳。此外，还需稳定骨盆，同时处理和治疗合并伤。

(1)出血控制。对急诊入院的患儿，应观察其有无开放性伤口及活动性出血，如有开放伤口，需临时予以包扎，并通过止血带或一期清创缝合的方式尽早止血，减少出血量。同时通过心电监护监测心率、血压、氧饱和度等指标，动态监测血色素变化。如发现血色素进行性下降则提示患儿可能有其他部位出血。此时应予以补充血容量，及早寻找出血源。皮肤软组织止血并排除实质脏器破裂出血、消化道出血、颅内出血等可能后，应考虑骨盆出血。

目前控制骨盆出血的方法主要是血管造影栓塞术和骨盆填塞。文献报道儿童骨盆骨折后需要血管造影栓塞进行干预治疗的为 5%，且该方法对于稳定血流动力学的成功率较高。但是，血管造影栓塞花费的时间较长，从入院到完成栓塞术平均需 12～15h，因此栓塞术仅对中等血流动力学不稳定的患儿较为合适。

控制动脉出血较直接的方式是结扎小动脉，修复、重建大动脉。但是更常见出血的是静脉丛破裂出血。这种出血通过直接方式进行止血较为困难且相当耗时，同时在止血过程中可丢失更多血量。而盲目地结扎和钳夹血管，尤其在骶丛神经周围的血管，易导致医源性的神经损伤。因此，对于严重损伤及难以止血的骨盆骨折患儿，特别是静脉出血为主时，骨盆填塞是较为适合的处理方式。

(2)急诊骨盆固定。对于不稳定的骨盆骨折，需急诊行手术治疗来稳定骨盆环。这对于减少骨盆出血，防止进一步加重盆腔脏器、血管、神经损伤有着重要意义。骨盆吊带、床单固定等固定方式简单易行，且吊带、床单等物品容易获得。因此对于骨盆环不稳定的患儿，在受伤现场或急诊室即可预防性使用这些固定方式。

骨盆外固定是常用的固定技术，这种操作简单快速，尤其适合多系统损伤的患儿。单纯的前环重建对于C型骨盆骨折并不能提供有效的力学稳定，但是可以通过控制骨盆容量来控制失血量。同时，通过稳定骨折可以导致保护已形成的血凝块，进而增强骨盆填塞的止血效果。骨盆C形夹在稳定骨盆后环方面具有生物力学优势，从而更有效地增强骨盆填塞效果。

因此对骨盆环不稳定的患儿，急诊需通过束带、床单固定或骨盆外固定术等稳定骨盆环。待患儿一般情况稳定后，无活动性出血，可考虑行骨盆骨折切开复位内固定术，耻骨联合钢板、骶髂关节前路钢板以及骶髂螺钉等是常用的固定方式。

(3)特殊情况处理。腹膜外膀胱破裂可以行保守治疗，90%以上的患者合并有骨盆骨折，而仅有5%～10%的骨盆骨折患者合并有膀胱破裂。对于血流动力学不稳定的患儿，首选导尿并行保守治疗；对于其他患儿可尽快行手术重建治疗。腹膜内膀胱破裂占膀胱破裂的35%～40%，根据患儿血流动力学状态的不同，行修复重建手术，有5%～10%的患儿合并腹膜外膀胱破裂。

尿道破裂比膀胱破裂更常见当出现尿道口出血时，怀疑尿道损伤，可行逆行尿道镜检查。尿道损伤的患儿有90%以上合并有骨盆骨折，且大部分为后环骨性损伤或骶髂关节周围韧带损伤。如果为开放损伤且需要一期清创或行开复位内固定时，可考虑急诊行尿道修复术。

伴有下肢多发骨折的患儿通常是由于碾压或挤压造成，同时会伴有严重的软组织损伤。由于炎症介质的释放，可发生多器官功能衰竭。对于难以控制的出血患儿，骨盆环首先用骨盆C形夹行临时固定，同时进行骨盆填塞止血。四肢出血用止血带控制，在极端情况下可行截肢术。

开放性骨盆骨折死亡率极高，通常与大量失血及感染性并发症有关。这些损伤的处理方式与闭合性复杂骨盆骨折相似，但亦有不同。在控制出血后，需要全面检查患儿，查看是否合并有直肠、阴道、泌尿生殖道等损伤，并且及早处理，减少感染的发生。例如在直肠、会阴损伤时，需要行转流造口术及顺行冲洗。治疗包括充分清创失活组织和受损软组织，充分清洗所有开放伤口，二次探查手术清除坏死肌肉。根据患儿的一般状况，延迟行阴道、外阴及直肠重建手术。

当血管神经(如下腹血管和腰骶丛神经)完全损伤时，需行半侧骨盆完全离断，也称为创伤性半骨盆切除术。这种损伤较少见，文献报道发生率仅为0.19%～0.6%。软组织损伤程度轻重不一，常与内脏器官损伤同时发生，如结肠、直肠以及泌尿生殖系统等。如果骨盆重建手术会增加患者死亡率时，可行急诊半骨盆切除术。伤口闭合时间仍存在争议，一些学者认为Ⅰ期闭合伤口，可以尽早安装假肢；而有些学者则推荐延迟闭合伤口，以充分观察受伤区域，显示坏死分界线，同时多次充分清创，甚至Ⅱ期皮瓣覆盖。截肢术中离断下的肢体，应保留完好的皮肤软组织，以备二期皮瓣覆盖创面使用。

骨盆间室综合征是骨盆损伤后较为罕见的并发症，这是由于骨盆损伤时骨盆筋膜常常破损，很少会引起间室综合征。骨盆周围的肌肉间室包括髂腰肌、臀中肌、臀小肌以及臀大肌间室，当血肿不断扩大时可导致整个骨盆区域肿胀，继而压迫神经、肌肉，产生缺血损伤；可累及的神经有坐骨神经、股神经、闭孔神经。大量肌肉组织发生挤压综合征，可能继发器官衰竭，因此一旦发现需尽早处理。间室综合征的外科治疗包括早期筋膜切开减压，血肿清除引流，寻找出血源并控制出血，坏死肌肉的充分清创。臀肌间室可以通过 Kocher-Langenbeck 切口打开，髂腰肌间室可以通过前外侧入路打开。如果Ⅰ期闭合皮肤张力较大，可以采用负压辅助伤口闭合系统关闭。

在挤压伤和碾压伤时可发生大腿前外侧、臀部以及髂翼区域的脱套伤（Morel-Lavallee 损伤）。损伤时由于负荷及剪切力联合作用于皮肤软组织，使之与下方的深筋膜分离，从而失去血液供给来源。软组织平面之间的空间被血肿和淋巴液等填充，即使在无皮肤破损的情况下，也可能继发感染。这种损伤几乎不会自发愈合。采取相对保守做法，吸除血肿，观察并必要时处理软组织，但在采取切开彻底清创上仍存在着争议。

2. 终极治疗　过去儿童骨盆骨折主要的治疗手段是保守治疗，包括卧床休息制动、牵引、骨盆悬吊、髋人字石膏等。随着固定技术的发展以及外固定及内植物的发明，手术治疗固定骨盆骨折越来越占优势。手术治疗的目标是解剖复位，坚强固定，维持骨盆环对称和稳定。

20 世纪 70 年代，Blatter 推荐仅对有明显移位的髂翼骨折和骨盆环骨折的患者行切开复位内固定，大部分患者可选择保守治疗。到了 80 年代，一些学者认为持续的骨折移位会导致下肢不等长、骶髂关节僵硬、骨不连和疼痛等并发症，故提倡手术治疗，但不提倡外固定技术。仅仅当骨盆环移位大于 2 cm，为了防止下肢不等长时可使用外固定，随访结果显示外固定效果可以接受。

对于移位的骨盆骨折行保守治疗会导致骨盆不对称，临床效果较差。因此一些学者开始通过手术治疗稳定骨盆环。其手术治疗的指征包括：伴随软组织损伤且需要手术治疗开放伤口；复苏时需要手术方法控制出血；患儿需早期活动；严重移位的骨折需进行矫正以防止畸形愈合；在特殊情况下为了提高患儿的生活质量（如多发伤）；移位大于 2 mm 的髋臼骨折或关节内骨折。

移位的骨折需通过手术来复位和固定，现阶段已有一些病案报道。文献报道的技术包括 PDS 带固定耻骨联合和骶髂关节，耻骨联合钢板，骶髂关节前方钢板，后方骶髂螺钉固定及外固定技术等。迄今为止，尚无统一的手术指南。文献回顾性研究显示，不同学者选择外固定和内固定的比例从 0.6%～30%不等。

儿童年龄跨度大，且处于成长发育中。内固定的选择不仅取决于骨折类型和部位，更重要的是应考虑患者的年龄和骨骼发育情况。对于青春期患儿（14～18 岁），可以选择类似于成人的接骨板技术。对于未成熟患儿，可分为低于 10 岁和 10～14 岁两种情况进行考虑。对于 10 岁以上的患者，大部分病例可以使用成人接骨板并进行解剖预弯后的固定。对于 10 岁以下的患者，需特别考虑其特殊的解剖结构。耻骨联合分离行螺钉或环扎接骨术，幼儿尽可能同时予以缝线绕骨缝合，而稍大些的儿童可用两孔 1/3 管形板或者 2～4 孔小型接骨板。移位的耻骨上支骨折固定可能有膀胱破裂的风险，对幼儿可采用切开复位克氏针固定；而对年龄稍大的儿童可使用3.5 mm皮质螺钉固定。对于B型或者C型不稳定耻骨骨折可行超髋臼外固定。对于髂翼骨折，幼儿可使用克氏针固定，而年龄稍大的儿童可使用螺钉和(或)接骨板固定。髂翼骨折分离可行后方螺钉固定，也可采用切开或闭合复位的方式进行。骶髂分离可用小型内固定器行前方接骨术(如小H板)，对较大的儿童可用3孔小接骨板。骶骨骨折可采用经皮骶髂克氏针或小切口3.5 mm螺钉固定。

术后3～4周可开始部分负重活动。根据患儿的症状调整负重和活动时间。一般在术后3～6个月取出内固定，外固定可在术后2～3周移除。

研究表明，患儿的住院时间在6～22天，平均为8～9天，其中约5天时间在ICU治疗，大部分(70%)患儿出院后即可回家。

(六)并发症与预后

绝大多数儿童骨盆骨折愈合后无远期并发症。发生骨不连的概率较小；即使发生，也很少有远期影响。这是因为儿童的骨盆塑形能力强，可以接受畸形愈合。当半骨盆的垂直移位大于2 cm时，可导致骨折不稳定，由此产生下肢不等长及与之相关的腰痛症状。研究显示，大部分儿童骨盆骨折远期并发症与髋臼和骶髂关节损伤有关，髋臼骨折合并髋关节脱位可增加股骨头坏死的发生率，移位的髋臼骨折可使髋关节过早发生退行性变。

目前报道的远期并发症大多与骨愈合过程有关，如下肢不等长、耻骨延迟愈合、骨折不愈合、骶髂关节半脱位、骶髂关节过早成熟融合、持续耻骨联合分离、耻骨联合关节强直、畸形愈合导致骨盆不对称、半骨盆不发育、脊柱侧凸伴下背痛等。骶髂关节损伤可进展为骶髂关节过早成熟融合，发生半骨盆不发育。畸形愈合可以导致下肢不等长，进而出现下背部疼痛和脊柱畸形。但是未有文献显示移位多大时发生上述情况。而骨盆前环骨不连，包括持续耻骨联合分离，通常不会导致长期并发症，因此不需要特殊处理。

非骨性并发症包括骨化性肌炎、持久性下肢神经损伤。腰骶丛神经和坐骨神经损伤与骶髂关节破坏和骶椎不稳定性骨折密切相关。由于受伤后，主要注意力都集中在患儿的生命体征复苏和稳定，上、下肢的神经损伤很少在损伤后立即被发现。长期随访研究发现，在严重损伤的患儿中，还存在一些并发症，如直肠阴道瘘、盆腔感染、性交困难或阴道感觉改变、阴道阻塞等。Richter等对126例儿童进行了平均4年的随访(1～28年)，结果显示，11例患者遗有疼痛，16例患者运动困难，14例患者骨盆不对称，29例(23%)患者出现骨性畸形。Rieger对44例骨盆骨折患儿中35例进行随访，平均为135个月(18～235个月)，发现从A型到C型骨折，随着骨折类型上升，长期后遗症也逐渐增多，两者存在着相关性。12例A型损伤患者中11例出现骨盆不对称；只有1例(8.3%)患者出现下背痛，可能与其股骨、胫骨骨折导致下肢不等长有关。8例B型损伤患者中，1例出现前环骨不连伴有骶髂关节退变，但患者只有轻微症状。另外1例患者出现耻骨联合僵直，还有1例患者出现输尿管狭窄，总体长期并发症发生率为37.5%。在11例C型患者中7例出现下背痛，2例由于骨盆骨折导致步态异常和神经损伤而出现功能受限，总体长期后遗症发生率为63.6%。

Schwarz等组织的一项多中心研究，对32例患者中的17例进行长期随访，随访时间为2～25年，这些受访者伤时均小于12岁，研究结果发现畸形愈合与较差的临床结果之间存在直接相关性。6例患者有下背痛(35.3%)，与骨盆不对称有很强的相关性。8例患者出现腰椎侧凸，8例患者有明显的影像学不对称(均为47.1%)。5例患者下肢长度差异大于2 cm

(29.4%)。5例患者主诉慢性背痛(29.4%)。

由该小组进行的另一项多中心研究中，Schwarz等报道了17名儿童长期随访的结果，其中9例B型损伤，8例C型损伤；未发现骨不连，1例患者由于髋臼发育不良出现骨盆不对称，2例出现无症状的耻骨联合增宽，10例出现侧凸。再一次证实临床结果与影像学结果之间的相关性。

总之，目前对儿童骨盆骨折长期随访的结果表明，并发症和较差的临床结果与早期骨盆损伤时的不稳定密切相关；临床结果与影像学结果之间存在良好相关性。

(七)总结

儿童骨盆骨折发生率较低，通常为高能量损伤。儿童骨盆特有的解剖学特点，决定了其损伤后与成人不完全一致的临床症状和体征，其损伤类型、诊断、治疗、预后均与成人骨盆骨折有不同之处。儿童骨盆处于发育中，存在骨化中心，同时存在生理性的不对称，易与骨折在影像学上发生混淆。儿童骨盆相较成人骨盆有较大的弹性，故损伤后骨盆骨性结构移位并不明显，但是盆腔脏器却可能受到巨大创伤，故仅依据骨盆骨折移位程度来判断儿童骨盆骨折的严重程度是不合适的。因此，在儿童骨盆骨折诊断时，应结合患儿的病史及损伤机制，全面体格检查、影像学以及患儿的一般情况和生命体征，来综合判断其损伤严重程度。儿童骨盆骨折常用分型有Key-Conwall分型、Torode-Zige分型以及AO分型。以往儿童骨盆骨折以保守治疗为主，随访结果发现部分患儿出现功能受限以及下肢不等长、骶髂关节僵硬、骨不连、疼痛等后遗症。随着内固定技术发展，患儿骨盆骨折手术治疗逐渐增多，但需符合手术指征。手术治疗儿童骨盆骨折时，除了骨盆骨折类型、稳定性、移位程度，儿童年龄亦是需要考虑的重要因素。骨盆骨折患儿的年龄跨度大，且处于成长发育中。因此，应根据其年龄，适当调整治疗方案及进行内固定方式的选择。儿童骨盆骨折诊断和治疗过程中，合并伤的及早诊断及急诊处理十分关键，常与预后及死亡率密切相关。由于儿童较成人骨骼弹性更大，关节更为柔韧，儿童骨盆骨折的预后要优于成人。儿童发生严重骨盆骨折的情况较少，多为单一骨盆环的骨折。另外儿童骨质有很强的愈合、塑形及抗损伤能力，所以很少出现远期并发症。但是由于儿童骨骺未闭合，仍处于生长发育阶段，损伤骨化中心可能出现髋臼发育不良、髋关节脱位、髋关节不对称等后遗症。髋臼骨折合并髋关节脱位患者可能出现股骨头坏死。其他非骨性并发症包括骨化性肌炎和继发于坐骨神经、股神经神、腰骶神经丛损伤的神经功能障碍。儿童骨盆骨折的死亡很少与骨折本身相关，而常由于合并伤所致。

二、老年骨盆骨折

社会老龄化使全球面临着严峻的考验，老年骨质疏松性骨折(osteoporotic fracture)和骨盆环不全骨折(insufficiency fracture)的发病率不断增加。老年骨质疏松性骨盆骨折和骨盆环不全骨折受伤的机制、临床症状和治疗方案等与青壮年骨盆损伤有明显区别。青壮年骨盆骨折通常由高能量损伤导致，如交通事故、冲击伤以及坠落伤。而老年骨质疏松性骨盆骨折则多由低能量损伤引起，且很少为多发伤，故而传统治疗不强调早期急救。一般认为，老年骨质疏松性骨盆骨折经过保守治疗能够获得满意的治疗结果，很少需要手术干预。然而，近年来的一些观点认为，既往对于老年骨质疏松性骨盆骨折和骨盆环不全骨折认知不够全面，治疗方案仍有待于进一步探讨。

(一)流行病学研究

老龄化是社会发展的趋势,是21世纪人类面临的最大挑战之一。由于人口老龄化、老年人参与社会活动的增多,骨质疏松性骨折的发病率将持续增加,关于老年人的定义,一个年龄标准为65岁,另一个为60岁,尚无统一。Kannus将骨质疏松性骨折定义为年龄大于65岁患者因简单跌倒后导致的骨折。骨质疏松性骨折主要包括股骨和肱骨近端骨折、桡骨远端骨折以及胸腰椎压缩性骨折。

老年骨质疏松症患者跌倒也易导致骨盆骨折,然而,这种损伤较更常见的下肢骨折受到的关注要少。骨质疏松性骨盆骨折的发病率随着年龄的增加而上升。在整个人群中,骨盆骨折发病率每年为20/100000～37/100000,大于60岁的患者年发病率为92/100000,而年龄大于85岁的患者年发病率约为446/100000。股骨近端骨折的1/5～1/3合并有骨盆骨折。在所有的骨盆骨折中,64%是骨质疏松性骨折,而大于60岁的患者中有94%骨盆骨折为骨质疏松性骨折。60～69岁年龄组的患者中女性的发病率是男性的1.25倍,而在大于80岁的年龄组中女性是男性的2.7倍。女性患者平均年龄为81岁,男性为76岁。1970—1997年,骨盆骨折总体以每年23%的增长率上升,而骨质疏松性骨盆骨折在这个时期的增长至4.6倍。老年骨盆骨折发病率及患病人数的增加,以及老年高能量骨盆骨折逐年增多,促使对老年骨盆骨折的治疗提出了更高的要求。

(二)损伤机制和骨折类型

骨质疏松性骨盆骨折或者不全骨折通常由简单的站立位(standing position)摔倒引起,老年患者中交通事故和高能创伤是罕见的损伤原因。简单跌倒的发生率随着年龄的增加而增多,认知和运动障碍以及眩晕和镇静药物都可能会导致简单的跌倒发生。Runge总结了这些条件为“年龄相关的多种因素步态障碍”,年龄大于65岁的人占30%,40%年龄大于80岁的人至少每年摔倒一次,约1/4跌倒造成损伤,6%造成骨质疏松性骨折。

骨质疏松性骨盆骨折中耻骨支骨折占2/3,而髋臼骨折只占11%～19%。耻骨支骨折通常是由于来自受伤侧的挤压。侧方挤压型(lateral compression,LC)损伤的发生率是老年患者骨盆骨折的前后压缩损伤的5倍之多。根据AO/ASIF定义分类耻骨支骨折为稳定的A2型骨折。然而,耻骨支骨折合并骶骨压缩性骨折则是内旋性损伤。骨盆前环两耻骨支通常只有几毫米的位移。1980年,Pennal指出,一边骨盆环的破坏、耻骨支骨折,另一边骨盆环也必定受到损伤。从20世纪70年代到80年代初小样本核素研究证实了这一假说。Cosker用MRI研究50位耻骨支骨折的老年患者,发现后环损伤占90%。通过计算机断层扫描,Schadel-Hopfner发现53%的患者合并骨盆环的损伤。这些损伤通常涉及骶骨侧块压缩性骨折和较少的椎间孔骶骨骨折,双侧耻骨支骨折通常合并后环损伤。Cosker描述了两例耻骨支骨折合并双侧后环损伤。根据由坐位跌倒的损伤机制,作者推测这些损伤可能代表轻度的垂直剪切型骨折。

(三)诊断

跌倒后,患者的一般临床表现为疼痛、髋关节和腹股沟区的局部压痛以及无法自如承受重量,有些认知障碍的患者仅表现无法负重却没有明确的外伤史。有些患者没有明显的临床症状,可仅仅表现为局部淤血淤斑、肿胀或者肢体短缩。老年痴呆或伴有相关疾病的患者由于存在沟通方面的问题,增加了早期准确诊断的困难。

老年骨盆骨质疏松性骨折或不全骨折的诊断并无特异之处,检查方法主要为骨盆平片,须包括前后位、出入口位，若怀疑累及髋臼，还要增加髂翼和闭孔斜位；必要时可以选择髋关节平片以排除股骨近端骨折。随着CT广泛应用于临床检查，发现既往对于老年骨盆骨质疏松性骨折或不全骨折的漏诊率可达50%，尤其是骶髂复合体的损伤，如骶骨的压缩性骨折，在平片上很难发现。目前越来越多的学者认为，CT排查老年骨盆骨折非常有必要。

如果患者是稳定的骨折，可以允许其在能负重的范围内负重。这类患者可以当作是门诊患者或住院患者进行控制疼痛治疗或进行早期康复活动。有学者建议对这类患者至少要观察24h以排除出血的可能。这对正在使用抗凝剂或正在输注红细胞的患者很重要。

（四）急诊处理

高能量创伤引起的不稳定骨盆的损伤需要紧急救治和复苏，但在骨质疏松性骨盆骨折中不太常见，患者应在医院治疗以维持生命体征平稳。必须注意的是：先前存在高血压的患者，收缩压正常可能表明其血压已降低，存在血容量不足；心动过速则可能是多种因素导致。此外，在正常血压和血红蛋白水平下有限的生理储备可能导致心血管功能障碍；血红蛋白水平持续下降表明老年患者盆腔出血及整体身体状况持续恶化；认知能力降低不要误认为智力下降和谵妄，须考虑患者伤前的疾病后再作评估。骨盆骨折伴随血肿时，CT显示为高密度区，固定和扩大的血肿代表了盆腔出血；有活动性出血表现时，可见造影剂外渗。

高能量损伤的不稳定骨盆骨折出血和血流动力学不稳定较为常见，老年骨质疏松性骨盆环损伤大都是稳定骨折，仅表现为出血，这些患者的静脉丛出血和松质骨出血不具有相关性。年轻患者的小血管出血可以由自发的血管痉挛、局部填塞和凝血而止血。在老年患者中，动脉硬化可能会损害血管痉挛、缺乏软组织收缩痉挛限制了填塞效果，以及日常抗凝剂的使用（如口服阿司匹林）影响凝血功能。Velmahos发现在大于55岁的患者中，盆腔出血的风险增加8倍，这些患者是由简单的跌倒而不是高能量创伤导致的骨盆侧方压缩性骨折。出血通常由髂内动脉的小分支损伤导致，因此，暴发性出血与快速发展的失血性休克是罕见的。然而，继发于耻骨支骨折的“死亡冠”血管损伤引起大出血需要引起重视，这种出血若得不到及时的处理，往往是致命性的。

经导管动脉栓塞技术已被证明能有效地控制盆腔动脉出血，稳定的骨盆环骨折外固定支架没有止血效果。动脉栓塞的治疗最佳时机仍不清楚，如在没有指征的情况下使用造影剂会增加不必要的治疗。使用造影剂必须根据具体患者的身体状态以及考虑血管造影的是否可行，老年患者心脏失代偿发展很快并且没有征兆，必须尽量避免发生。因此，一些学者建议在患者盆腔出血达到危险值之前就要早期进行血管造影。

（五）治疗

骨质疏松性骨盆骨折的当前治疗策略主要为保守治疗，包括疼痛治疗和早期活动。骨盆环稳定的骨折无须手术，后期移位和骨不连都很罕见。充分止痛是治疗老年骨折患者的关键，但经常被忽视。不彻底的疼痛治疗延缓了早期活动，从而增加了长期卧床导致并发症的危险。此外，不同的研究表明，认知障碍患者获得较少的疼痛治疗。主要的原因可能是护士和医生对疼痛的迹象如呻吟、叹息、心动过速、高血压的关注比患者的自我诉说疼痛的关注少。另外，相比于年轻的患者，老年患者治疗疼痛是强制性的，因为老年患者疼痛可以导致较多的并发症。止痛药的副作用在老年患者中更为常见，包括日益恶化的认知缺陷（NSAIDs和阿片类药物）、消化道出血（NSAIDs）以及便秘（阿片类药物）。最值得注意的是，NSAIDs一般应避免用于肾功能衰竭的患者。

虽然根据骨折的稳定性，大多数骨质疏松性骨盆骨折不需要手术治疗，但在特殊情况下使用内固定可以缓解疼痛并且能改善患者早期活动的能力。缓解疼痛可能是手术干预合理的适应证，类似于椎体压缩性骨折使用椎体成形术以预防创伤后脊柱后凸畸形，向塌陷椎体注射骨水泥或者其他材料可以迅速减少疼痛，从而能使患者早期活动。被称之为耻骨支成形术(ramoplasty)的经皮内固定方法，可用于药物控制耻骨支骨折疼痛失败的情况，使用这类技术的病例已经显示出可喜的成果。作为替代的耻骨支成形术替代治疗方案，Tosounidis 建议与耻骨支骨折相关骶骨骨折以及持续疼痛超过 2 周或更长的时间的患者可以采用跨髋臼外固定。关于耻骨支骨折的手术方法所有报告都无对照组，需要前瞻性对照研究，以便更好地衡量这些治疗措施的有效性并为药物控制疼痛失败的患者提供建议。

在治疗有手术指征的老年骨盆骨折时，应尽可能采用简便的方法重建骨盆的稳定性，对于累及髋臼的骨盆骨折，若难以恢复髋臼的解剖复位标准，待骨折愈合后行人工关节置换也不失为一种可行的办法。在老年骨盆骨折复位过程中，尤其需要注意该人群的骨骼质量常常不佳，不能过度地依赖辅助复位器械，以免引起医源性骨折。对于前环的骨折，可采用重建钢板固定，也可经皮逆行穿入长螺钉固定耻骨上支，这一过程可在导航设备辅助下完成。新鲜的骶髂复合体损伤有垂直移位时，术前需要严格进行肢体牵引，以减少术中复位的困难。由于老年患者骶骨和髂骨质量下降，单一采用骶髂螺钉固定移位的骶髂复合体一般不能实现早期的负重活动，锁定钢板固定是一种可靠的办法，但手术创伤较大。此外，报道使用的方法还包括骶骨成形术、穿骶骨螺栓、髂腰固定系统、髂腰融合等，每种方法都各有其适应证，更应该强调选择适合患者的手术方式进行手术操作，这在老年患者中显得更加重要。

综合治疗措施还应包括处理患者的并发症、避免医源性疾病，综合不同的治疗方案是为了给老年骨折患者提供最佳的治疗措施。这种模式的重要性和有效性是参照髋部骨折的治疗建议而提出的。标准化协议涉及疼痛治疗、深静脉血栓形成的预防、预防性应用抗生素、围手术期的时间、预防和治疗谵妄、治疗骨质疏松症、营养不良的管理和早期出院管理。出院后，对一个老年康复患者跌倒风险进行评估，可以发现如神经系统疾病(帕金森病)或心脏疾病(房颤)等为引起跌倒的原因。创伤专家和康复老年医学专家的整合可能对老年骨盆骨折患者治疗是有利的，并有可能达到更好的功能预后和降低总体并发症发生率。

(六)治疗结果

尽管骨质疏松性骨盆骨折的发病率越来越高，目前的文献只有少数回顾性研究。最新的研究资料表明，老年骨盆骨折患者的平均住院长度为 13.4 天，1 年平均死亡率为 16.3%，与股骨近端骨折后 1 年死亡率相当。值得注意的是，跌倒可以导致髋部骨折，也可以致骨质疏松性骨盆骨折。在一般条件下，这些患者比相应人群的状态差。因为他们不能稳定地跌倒，这将更有可能导致一个桡骨远端骨折。同时，髋部骨折必须手术治疗，而骨质疏松性骨盆骨折可以采用非手术治疗。然而所有这些研究并没有反映 1 年死亡率的差异。

尽管患者群体和研究目标具有差异，但作者认为需达到以下共识：

①老年骨质疏松性骨盆骨折将导致其活动能力下降，并增加社会和家庭的负担；

②老年患者的死亡率要高于其他年龄段的患者；

③老年患者原有的基础性疾病对骨质疏松性骨盆骨折的预后起着决定性作用；

④老年骨质疏松性骨盆骨折治疗占据了大量的医疗资源，且在未来呈增加趋势。

虽然，低能量骨质疏松性骨盆骨折或不全骨折是稳定型骨折，常不需要手术内固定；但如果患者先前存在着基础性疾病将严重影响患者的康复。目前国内外学者很少对低能量的骨质疏松性骨盆骨折进行回顾性分析研究。因此,通过现有的文献数据,并不能提供对该损伤类型最有价值的治疗方案。但据作者及治疗组的临床经验,认为对老年骨质疏松性骨盆骨折患者应常规使用CT对后环损伤和盆腔血肿进行评估,在早期进行血管造影来了解盆腔出血情况,并拟订治疗方案。但对老年患者骨质疏松性盆骨折预后,我们还需要进行多中心的、前瞻性研究,使我们更科学地了解老年骨盆骨折的转归,并对临床工作进行指导。

第五节　陈旧骨盆骨折

一、概述

陈旧骨盆骨折文献报道少,发生率低,但它引起的骨折不愈合、畸形愈合及伴随的神经损伤可能会造成患者严重的残疾。由于文献报道少,其与不同国家和地区的急救和早期处理水平密切相关,因此确切的发生率难以统计。

陈旧骨盆骨折多是由于保守治疗或不合适的手术治疗,如外固定架治疗完全不稳定的骨盆骨折所致。这类患者常为高能量多发损伤,Ⅰ期治疗时为挽救患者生命及治疗多发损伤,仅对骨盆骨折进行了紧急处理,耽误了骨盆骨折的治疗时机。有的骨盆骨折则是由于保守治疗而引起骨折的畸形愈合或者不愈合。

对于陈旧骨盆骨折的时间界定尚有争议,一些学者认为骨折后超过10周即属于陈旧骨盆骨折,Mears则将外伤后超过6个月的骨盆骨折称为陈旧骨盆骨折。对于陈旧骨盆骨折,需要回顾受伤时影像学资料,结合近期的影像学检查,进行详细的分析和分型。确定骨盆骨折的Tile分型、Young & Burgess分型对了解骨折的稳定性、移位情况和伴随的软组织损伤非常重要。Mearsz & Velyvis分型则针对陈旧骨盆骨折,分为四种类型:Ⅰ型,骨盆骨折不愈合,不伴有畸形;Ⅱ型,骨盆骨折畸形愈合;Ⅲ型,骨盆骨折不愈合且伴有畸形;Ⅳ型,骨盆骨折部分愈合(骨折端因为骨痂和异位骨化有部分稳定性)且伴有畸形。

二、临床表现

对于陈旧骨盆骨折患者,要在全面评估骨盆以外合并损伤的情况后,详细分析患者目前的临床症状和体检表现,并与影像学检查相结合,才能够确定患者的问题所在。患者常见的临床表现包括:疼痛、跛行、畸形、骨盆不稳定感、平坐困难、肢体力弱和感觉丧失、大小便障碍、性功能改变等。

疼痛是陈旧骨盆骨折的最常见症状,超过95%的陈旧骨盆骨折就诊患者会主诉疼痛。医生需要对疼痛的部位、严重程度、性质等进行详细了解。如疼痛位于骨盆前方、骨盆后方以及腰部还是前后均有疼痛。疼痛是否与活动相关,是否为放射性疼痛。疼痛的严重程度如何,是否需要应用止痛药物,服用何种止痛药物以及药物效果如何。陈旧骨盆骨折疼痛的来源有:不愈合导致的骨盆不稳定,畸形愈合引起的生物力学改变,神经性疼痛等。不愈合引起的疼痛与患者活动密切相关,部分患者会有骨盆不稳定感,手术治疗效果好。骨盆骨折畸形愈合可能会引起下肢力线和负重的改变,可能会由于骨盆倾斜导致髋关节撞击等引起疼痛。骨科手术对神经性疼痛的治疗效果很差。因此找到引起疼痛的原因对选择治疗方案非常重要。

陈旧骨盆骨折患者常见的跛行步态有:疼痛步态、臀中肌步态、短肢步态等。需要了解患者的日常功能状况,如跛行的严重程度,是否需要拄拐以及患者的行走距离。骨盆常见的畸形是向近端移位导致的下肢短缩畸形,旋转移位造成的下肢内外旋畸形,少部分患者还会出现矢状面旋转引起的屈髋或伸髋畸形。因此我们要测量下肢不等长的程度,检查并记录髋关节的内外旋和屈伸活动范围。双侧坐骨结节不对称会引起患者坐姿异常,平坐困难。

严重的不稳定骨盆骨折常会合并腰骶神经丛损伤,因此要注意神经系统的检查。最常见的是腰骶神经丛牵拉伤,如腰骶干损伤(L_4 和 L_5 神经根)、臀上神经损伤等,骶神经的牵拉伤少见。骶骨骨折会引起骶神经的挤压伤。腰骶神经丛损伤临床表现为受累神经的疼痛,肌力和感觉的改变,自主神经受损会引起大小便障碍、性功能改变等。

三、患者的全面评估

详细了解患者的受伤机制,有无合并损伤,包括是否有昏迷,是否有开放损伤,是否经过抢救及输血,伤后的神经血管损伤情况,大小便有无障碍等。详细了解受伤后最初的治疗情况,是否做过骨盆骨折的复位内固定或外固定或牵引,畸形或不稳定有无变化和发展等。

1. 患者的主诉　患者的主诉很重要,是决定是否手术治疗的关键,包括疼痛、跛行、不能坐稳、肢体不等长、神经功能障碍、大小便功能障碍以及性生活障碍等。

2. 患者的要求　了解患者的要求或患者的期望非常重要,大多数患者当然希望获得最佳的功能恢复,医生应该让患者了解治疗的复杂和困难,以及医生做不到的地方,经过充分的交流和沟通,掌握患者最基本的要求。

3. 物理检查　按照望、触、动、量的顺序对患者进行全面的物理检查。

望:患者是否能站立,站立时是否稳定,有无畸形,行走的步态,是否需要拐杖;患者是否能端坐,有无畸形;仰卧、俯卧及侧卧位时有无畸形,有无手术切口瘢痕等。

触:按压患者的疼痛部位,做骨盆分离挤压试验、双下肢推拉试验,检查骨盆环的稳定性;检查双下肢及会阴部皮肤的感觉以判断神经损伤情况,直肠和阴道(女性)的触诊检查也是必要的,以判断有无异常的骨性突起。

动:检查双髋、双膝、双踝关节的活动范围,包括主动和被动活动,检查双下肢肌力以判断神经损伤情况。

量:测量双下肢长度,包括绝对长度和相对长度;测量双下肢大腿及小腿的周径,判断肌肉萎缩情况。

4. 影像学检查　影像学检查包括 X 射线平片及 CT 扫描,其中 X 射线平片有标准的骨盆正位、骨盆出口位、骨盆入口位、骨盆侧位,涉及髋臼骨折时还需拍髂骨斜位及闭孔斜位。

多数人认为骨盆主要由松质骨构成,愈合容易,不愈合少见。而文献报道的骨盆骨折不愈合并不是那么罕见,骨折原始移位大,间隙大,骨折端不稳定是造成骨盆不愈合的主要原因。垂直剪切型骨盆骨折最容易引起骨折不愈合。骨盆后环不愈合由于影像遮挡,肥大型骨痂和异位骨化的影响,诊断并不容易。应力摄片检查有助于诊断骨盆不稳定,但敏感性低。MRI 和骨扫描都有助于骨盆骨折不愈合的诊断。骶髂关节脱位后不愈合则更为常见,诊断也更为困难,必要时需要通过关节内注射局麻药来帮助诊断。针对骨盆骨折合并的腰骶神经丛损伤,可以通过神经电生理检查或 MRI 进行进一步判断。

在正位 X 射线平片上,可以测量肢体的长短,即以脊柱和骶骨椎体的中心连线作为纵轴,从健侧髋臼顶和患侧髋臼顶向纵轴线画垂直线，两条水平线之间的距离可判断肢体的短缩。另外根据骶髂关节面（髂骨侧）和纵轴之间的夹角，可以判断半骨盆内收或外展的角度。在入口位片上主要显示半骨盆前后方向的移位程度，而在出口位片上主要可以判断半骨盆上下移位的程度。

CT扫描可以提供更多骨折的信息，尤其是后环的移位以及是否存在骨性愈合，这在平片上很难判断。在水平位CT扫描片上可看到骶髂复合体骨折脱位的详细情况，并且能清楚地显示骨折是否发生畸形愈合。根据双侧髂骨翼的轴线和纵轴线之间的夹角，可以测量半骨盆内旋或外旋的角度，在冠状面CT片上可判断半骨盆向上移位程度以及骨折是否发生畸形愈合。

随着影像学技术的不断进步，三维CT的图像越来越清晰，它可以从立体的角度观察整个骨盆环的结构，更直接的空间感觉使得医生更易理解骨盆骨折的移位（尤其是旋转移位的程度）。

四、治疗

陈旧骨盆骨折的治疗计划应在对患者全面评估的基础上做出，应该和患者充分沟通，使患者了解手术的复杂性及可能出现的各种并发症以及可能出现的结果，使患者达到一个合理的期望。一旦决定手术，需要做好充分的术前准备。

1. 详细的术前计划　陈旧骨盆骨折的术前计划比任何其他骨折的术前计划都有必要，根据骨折是畸形愈合还是不愈合决定是从原骨折线复位还是截骨矫正。对于畸形愈合的病例，根据其三维CT扫描数据制做出的模型对于术前计划很有帮助，可以在模型上先进行“手术”规划，设计截骨部位，有些病例的截骨部位在影像学片子上很难确定，但在模型上可以准确确定。通过截骨复位后，可判断畸形的纠正情况，必要时可重新做截骨计划（在手术中是不可能的）。根据“模型手术”的结果制定详细的手术操作顺序和技术，这样不但可以减少术中可能的失误，也同时节省了手术时间，可确保手术顺利和成功。

对于术中操作可能涉及臀上血管的病例，应考虑术前行臀上动脉栓塞术，这可有效地减少术中出血，当然臀上动脉栓塞术也有副作用，所以应谨慎选择。术中影像设备及可透X射线的手术台要备好；可能用到的各种操作器械要备全，包括松解、截骨、复位以及用于神经监测的神经刺激仪器等；在备好充足异体血的同时要使用术中血液回收利用装置；手术前要插入并保留导尿管。

2. 手术入路及体位的选择　陈旧骨盆骨折需要手术治疗的病例大多涉及前后环均有损伤，尤其以C型骨折为多，所以需要前后均暴露，患者应取“漂浮”体位，即健侧卧位（患侧在上），前方可取髂腹股沟入路或Pfannestile入路或者Stoppa入路，后方取骶髂关节后方入路。“漂浮”体位要求消毒、铺单要严格无菌操作，做后方时，在麻醉师和台下护士的协助下，患者取半俯卧位；做前方时，患者翻转成半仰卧位，术中变换体位时要注意保护手术切口及术区的绝对无菌。

患者患侧在上，身体前后不加任何物件，患者术中可以自由仰卧或俯卧。

3. 手术操作技术　陈旧骨盆骨折的手术需要前后均暴露，文献报告较多的方法是“多阶段”（multi-staged procedure）手术，即“前—后—前”，或“后—前—后”，患者先仰卧位（俯卧位），彻底从前方（后方）松解瘢痕组织及骨痂，对于畸形愈合者还需要截骨。前方（后方）松解彻底后，患者变换体位，取俯卧位（仰卧位），对后方进行松解。后方松解时，为了让半骨盆能够自由活动，需要切断骶结节韧带和骶棘韧带，在前后充分松解的基础上，对骨折及脱位进行复位，并完成后方的固定。最后患者再次变换体位，复位并固定前方的骨折和脱位。

Marc 等报告"两阶段"（two-stage）手术治疗陈旧骨盆骨折也取得了良好的结果，患者先取俯卧位，彻底松解后方后关闭后方切口，然后患者变换为仰卧位，充分松解前方，最后完成固定。

对于前后方均需暴露的患者，我们的经验是，患者取"漂浮"体位，一次麻醉下前后同时消毒铺单，由于前后均需要暴露，所以先前方还是先后方无绝对原则。后方手术切口沿骶髂关节外侧做一平行直切口，将臀大肌从其止点游离并向外翻，将竖脊肌从远端的腱性部分切断向近端翻，暴露出骶骨及骶髂关节的后方，将骶结节韧带和骶棘韧带从骶骨的附着处切断，逐渐清除瘢痕组织及骨痂，暴露出脱位的骶髂关节或骶骨骨折，进一步清理脱位或骨折的间隙，间隙要清理彻底并一直达到前方，对于存在畸形愈合的部位，判断清除原始损伤部位和进行截骨松解。在整个松解过程中注意避免损伤周围的血管和神经，完成后方松解后，用纱布填塞切口，皮缘做简单的几针缝合。在麻醉师和台下护士的协助下，将患者翻转为半仰卧位，进一步铺单，确保术区的无菌安全。前方通常取髂腹股沟入路，或髂窝入路联合 Pfannestile 入路。前方松解的部位主要位于骶髂关节和耻骨联合和耻骨支，经髂窝入路对骶髂关节进行松解，同时经 Pfannestile 入路对耻骨联合和耻骨支部位进行松解，通过检查半骨盆是否完全游离来判断松解是否彻底。

完成了半骨盆的松解后，开始对骨折或脱位进行复位，此时将患者置于侧卧位，前后两个切口同时暴露，在助手维持持续牵引下，术者同时触摸前后的骨性解剖标志来判断做何种旋转来获得复位。此种前后联动复位的方法有两个优点：一是避免了从一侧复位，如果复位不足，会导致对侧有很大的移位；二是前后联动复位有利于判断骨盆环整体的解剖复位，可以节省时间。

和新鲜骨盆骨折尽可能选择闭合复位、经皮固定不同，陈旧骨盆骨折均需切开复位，所以更多的是选择直接内固定，后环可选择跨双侧骶髂关节的桥接钢板固定，前环也以耻骨联合或耻骨支的钢板为主。

对于有神经损伤的患者，是否采用椎管内探查以及神经根探查松解在新鲜骨折中仍有争论，而对于新鲜骨盆骨折涉及骶骨骨折伴神经损伤的病例，大部分学者支持减压松解神经，而 Dussa 等认为对于骶骨横断骨折伴有膀胱和直肠功能障碍者，手术减压和保守治疗无显著性差异。

参考文献

[1]曹贵君，杨峰，李万庆等. 骨科疾病与创伤治疗学[M]. 长春，吉林大学出版社，2019.

[2]卢建树，吴伯鹏，孙卓等. 骨科疾病临床诊治精要[M]. 长春，吉林科学技术出版社，2018.

[3]刘立柱，宋世锋，张伟. 外固定支架联合有限内固定与腓骨重建钢板治疗老年 Pilon 骨折效果分析[J]. 中国医学前沿杂志(电子版)，2017(9)：114-118.

[4]王海滨，陈筱，张为众等. 临床骨科手术学[M]. 长春，吉林科学技术出版社，2018.

[5]张卫红，黄英丽，崔红旺等. 临床骨科疾病治疗新进展[M]. 长春，吉林科学技术出版社，2018.

[6]苏郁，陈继良，王旭，王体惠，许庆山. PKP 治疗转移瘤性椎体压缩骨折与骨质疏松性压缩骨折效果分析[J]. 中国矫形外科杂志，2015(12)：1078-1082.

[7]东海潮，赵文健，王乐峰等. 现代临床骨科疾病诊治与康复[M]. 长春，吉林科学技术出版社，2018.

[8]陈喜顺. 外侧小切口髋关节置换术与后路小切口髋关节置换术治疗老年创伤性股骨颈骨折临床对照研究[J]. 现代中西医结合杂志，2018(22)：2459-2462.

[9]李军，张华，牛茹等. 临床骨外科学[M]. 长春，吉林科学技术出版社，2017.

[10]陈广栋，路兰鸿，王丽霞，杜红梅，曹同军，单忠林. 新型固定方式在胫骨平台后交叉韧带附着点撕脱骨折中的应用研究[J]. 中国矫形外科杂志，2017(8)：752-754.

[11]丁望，荣存敏，郑海涛等. 临床骨科疾病手术精要与术后康复[M]. 长春，吉林科学技术出版社，2017.

[12]唐竞，周一新，柳剑，王达成. 不同手术入路对小切口人工全髋关节置换术髋臼假体外展角的影响[J]. 骨科临床与研究杂志，2018(4)：225-229.

[13]王晗，于斌，张伟等. 骨外科疾病处理与手术要点[M]. 长春，吉林科学技术出版社，2017.

[14]杨业静，李林. 膝关节后内侧小切口入路结合锚钉系统治疗后交叉韧带胫骨止点撕脱骨折效果观察[J]. 山东医药，2016(22)：87-89.

[15]王振海，乔建，范基成等. 临床骨外科手术学与并发症防治[M]. 长春，吉林科学技术出版社，2017.

[16]叶方，兰树华，吴泉州. 膝关节镜辅助下内固定治疗后外侧胫骨平台骨折的疗效分析[J]. 中国内镜杂志，2016(8)：25-28.

[17]王江波，张恒，赵国文等. 临床骨科疾病综合诊疗与康复实践[M]. 长春，吉林科学技术出版社，2017.

[18]张晓猛，祁宝昌，鞠维娜，姚霁航，黄政基，李英超，段长伟，武彤秋，孙大辉. 外踝骨折治疗的研究进展[J]. 中国老年学杂志，2017(1)：220-222.

[19]秦国斌，李秀忠，孙超等. 实用临床骨外科手术学[M]. 长春，吉林科学技术出版社，2016.

[20]马朝旭，张志强. 人工关节置换治疗老年性转子间骨折的临床研究[J]. 世界最新医学信息文摘，2017(41)：53-55.

[21]李炳亮，王守彬，冯云华等. 临床骨科疾病处置方法[M]. 长春，吉林科学技术出版社，2016.

[22]张炼，王洋，邓银栓，杨成伟. 儿童股骨颈骨折治疗方法的研究进展[J]. 中国医药，2019(5)：795-798.

[23]王芬，王磊，廖军等. 临床骨科疾病诊疗与康复[M]. 长春，吉林科学技术出版社，2016.